精神科医のための
インターネット利用ガイド

編
仙波 純一
小原 圭司

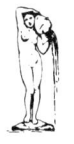

星和書店

Seiwa Shoten Publishers
2-5 Kamitakaido 1-Chome
Suginamiku Tokyo 168-0074, Japan

本書は、月刊「精神科治療学」23巻1〜8号（2008）に掲載されたものを再録したものです。

目　次

第1回　総論 …………………………………………………………… 5

第2回　医学研究のためのインターネットの使い方①
　　　　文献の検索 ………………………………………………… 11

第3回　精神医学研究のためのインターネットの使い方②
　　　　無料でテキストを公開している雑誌 ………………… 17

第4回　医学関係文献，図書の探し方・入手方法 …………… 21

第5回　精神科診療におけるインターネットの使い方① ………… 29

第6回　精神科診療におけるインターネットの使い方②
　　　　便利なソフトの紹介など ……………………………… 33

第7回　メーリングリストで情報交換 …………………………… 39

第8回　精神科医の自己研鑽 ……………………………………… 45

精神科医のためのインターネット利用ガイド

第1回　総論

小原　圭司*

　現在，精神科の診療や研究，情報収集や自己研鑽をする上で，インターネットの利用は避けて通れない。確かにインターネットがなくても，日常の診療には支障がないかもしれない。しかし，インターネットを利用すれば，便利なことや得することがたくさんある。たとえば，上手に使いこなす方法を知っていれば，ルーチンな仕事に多くの労力を割く必要がなくなる。医師としての自己研鑽に役立つ。自宅にいたままで医学の最新情報やエキスパートの講義を聴くことができる。さらには，非常に早く臨床的に重要な情報を得ることもできる。しかし，筆者も含め，大抵の読者は，何となく見よう見まねでインターネットを利用しており，体系立った知識をどこかで得たという方はあまりいないのではないだろうか？

　そこで今回から「精神科医のためのインターネット利用ガイド」と題して，計8回の予定で連載することとした。この企画の趣旨は次の通りである。

1) 精神科医が研究したり，診療上の情報を収集したり，自己研鑽に努めるときに有用なインターネット上の情報を紹介する。
2) 対象は，インターネットを利用してはいるが，それほど使いこなしていない人たちを想定している。したがって，インターネットの使用には慣れているが，どこにアクセスすればよいかわからない若手の精神科医だけでなく，インターネットそのものに慣れていない中高年層の先生にも取り付きやすい記述を目指している。
3) インターネットの情報の危険性も含めて説明する。インターネットは便利ではあるが，偏った情報や十分に吟味されない情報も混在している。このような場合は，情報をどう読み取るかのリテラシーに留意が必要である。また，悪意ある人たちによるセキュリティーのかく乱などもあり，注意していないと思わぬ情報流出などの被害に遭うこともある。医師は社会的な責任もある職業なので，本連載ではインターネットの利便性と危険性の両方について記述する。

　本連載では，精神科医に必要な最小限度の範囲において，ある程度体系立った知識を提供し，読者諸氏の参考となるよう知恵を絞るつもりである。ご愛読いただければ幸いである。また，記事の一部は星和書店のホームページ上に掲載している。本文に記載されたホームページのアドレスを手で入力しなくとも，そこからクリックで移ることも可能である。この連載終了後も適宜変更や追加をしていくつもりである。ぜひ，一度訪れていただきたい。

　なお，インターネットの利用について知るべきことは広範な分野にわたり，1人で網羅することは不可能であるため，本連載では4人の筆者がそれぞれ素案を書き，それを電子メールで他の筆者たちに送って，足りない点をカバーしてもらいながら，原稿を仕上げることになった。よって，毎回筆者名はついているが，実際にはすべて4名の筆者の合作と考えていただきたい。

　ちなみに各回の連載内容は次のように予定している。

*日本精神神経学会英文誌編集事務局
Keiji Kobara, M.D.: Psychiatry and Clinical Neurosciences Editorial Office.

第1回：総論（1月号掲載）………小原圭司
・連載全体の予告，セキュリティーやリテラシーのことなどについて述べる。

第2回：精神医学研究のためのインターネットの使い方①文献の検索（2月号掲載）
………………………………加藤　温
・PubMedや医中誌の使い方
・研究上はもちろんのこと，日々の臨床においても疑問点を解決しようとする場合，最初に行うことは文献検索であろう。この回では，代表的な検索ツールであるPubMedと医学中央雑誌に絞り，その基本的な使い方について紹介したい。

第3回：精神医学研究のためのインターネットの使い方②無料（あるいは一定期間経過後無料）でテキストを公開している雑誌（3月号掲載）……………………………仙波純一
・最近では主要な国際誌（American Journal of Psychiatry, Archives of General Psychiatry, British Journal of Psychiatry など）は発刊1年後に無料で本文を公開している。これ以外にもインターネット上で無料で閲覧できる雑誌などがある。これらの雑誌とそこへのアクセスの仕方を紹介する。

第4回：精神医学研究のためのインターネットの使い方③医学図書の探し方，購入の仕方，医学図書館の使い方，文献入手の方法，古書の検索方法（4月号掲載）………小原圭司
・医学図書や，文献を探すのに，これまでは製薬会社のMRの人に頼っていた方も多いだろうが，現在は困難な状態にある。しかし，インターネットや医学図書館を上手に使えば，意外と簡単に，医学図書や文献を手に入れることが可能である。第4回は，このことについて述べる。

第5回：精神科診療におけるインターネットの使い方①医薬品情報の探し方と読み方，いろいろな診療ガイドラインの入手法，新薬の審査過程を知る（5月号掲載）……仙波純一
・医薬品情報は厚生労働省の外郭団体や製薬メーカーのホームページから得ることができ，国別あるいは学会別の診療ガイドラインも多くはインターネット上に紹介されている。また，新薬の審査過程の文章も公開されている。情報公開の流れに沿って公開されている公的な文章をインターネット経由で取得する方法を示す。

第6回：精神科診療におけるインターネットの使い方②便利なソフトの紹介など（6月号掲載）…………………………………小原圭司
・インターネット上には，精神科診療をする上で，便利なソフトがいろいろそろっている。無料のものも沢山ある。また，有料ではあるが，お金を出すだけの価値のあるソフトも多い。この回では，そういった，診療上便利なソフトの紹介をしたい。

第7回：精神科診療における情報収集（7月号掲載）…………………………福田倫明
・製薬会社のHPの使い方と限界，メーリングリストの利用法（製薬会社や研究同好会：j-psych.net，日本医師会のメーリングリスト），学術誌のalertシステムの使い方，厚労省の統計資料の探し方，厚労省などのガイドラインや審議会資料の集め方，日本医師会のホームページ，So-net M3, Nikkei Medical, Carenet.comのHPなど。

第8回：精神科医の自己研鑽（8月号掲載）
……………………………………仙波純一
・インターネット経由で学会や製薬会社が主催した講演会などの講義を，ムービーで視聴することが可能である。米国ではいくつか医師卒後研究のためのホームページが開かれており，オリジナルの講義のほか，学会のシンポジウムなどの講義を視聴できる。英語ではあるが，スライドを伴うので大概の内容は理解できるであろう。

第1回目の今回は，まず，インターネットの危険性と，リテラシーの問題から述べてみたい。インターネットの利便性より先に危険性から述べるのは，それを理解していないと，以下に述べるような重大な問題が起きかねないからである。なお，おそらく多くの読者がウインドウズを使用し

ていることと，字数の制限の関係から，マッキントッシュに特化した情報にはほとんどふれることができなかった。マッキントッシュを使用している方々にお詫びしたい。

1．個人情報の漏洩の問題

読者の方々は，患者さんの個人情報の入ったwordやexcelなどのデータファイルをパソコンに保存してないだろうか？（今，どきっとした先生，いませんか？）

日々診療をしていると，たとえば，紹介状の作成，各種申請書，診断書，また，研究をしていれば，その生データなど，どうしてもパソコンに保存する機会が多いだろう。しかし，これは大変危険な行為である。なぜなら，個人情報の漏洩につながるおそれが非常に高いからである。これは決して他人事ではない。自分のパソコンが研究室から盗まれたり，車に置いていた数分の間に盗まれたり，USBメモリーを紛失したりということは，誰にでも起こりうることだからである（追記：つい最近も，某病院において，2件立て続けに医師が患者さんの情報が入ったパソコンを紛失するという事件があり，新聞沙汰になった）。

昨今問題になっている個人情報の漏洩は，ひとたび発生すれば，下手をすると社会人としての生命が絶たれるほど重大な問題である。実際，個人情報の漏洩によって，解雇される事例が後を絶たない。つい最近も，過失で個人情報を漏洩してしまった某県の警察官が，懲戒解雇になったばかりである。

個人情報の漏洩は，大きく2つのルートによって起こる。1つは，winnyなどのファイル共有ソフトを使用していて，ウイルスに感染して起こるもの，もう1つは，個人情報の入ったパソコンやUSBメモリーなどの紛失や盗難によって起こるものである。そこで，対策としては次のようなことをしてもらいたい。

1．患者情報をパソコンで扱っている時には，無線LAN，有線LAN，AIR-EDGEなど，インターネットにつながるルートは必ず切断しておく。

2．Winnyなどのファイル共有ソフトを絶対に使わない。

当たり前のことである。Winnyなどのファイル共有ソフトを使う人は，映画や音楽のダウンロードに使っていることが多いらしいが，それぐらいお金を出して買ってほしい。医師ならば著作権を尊重するのが当たり前であるし，利得に対する危険度が高すぎるからである。

3．ウインドウズアップデート，オフィスアップデートでシステムとソフトを最新のものにする（XP service pack 2を使うのが望ましい。vistaは未だ非対応のソフトなどが多い）。マッキントッシュを使用している人は，最新のOSを使用すること。

ウインドウズアップデートは，ウインドウズが普通は自動でやってくれるが，オフィスアップデートは，自分でやらないといけない。
http://office.microsoft.com/ja-jp/downloads/maincatalog.aspx
にアクセスして，アップデートしておくことが必要である。その際，オフィスの元ディスクが必要になることが多いので，手元に用意しておくこと（コピーしたCD-ROMでもかまわない）。

4．セキュリティソフト，ファイアーウォールを必ず使う。

セキュリティーソフトは，普通は1年位の期限付きである。必ず期限の切れていないものを使い，期限がきたら更新すること。セキュリティソフトを入れると，パソコンの動作が非常に重くなるが，安全には換えられない。セキュリティソフトを入れて，パソコンの使用にストレスを感じるようなら，パソコンの買い替え時かもしれない。

ファイアーウォールは，セキュリティーソフトに付属している場合もあるが，ウインドウズにももともと入っているものでもかまわない。また，zone alarmのような，優秀なフリーソフトもある。

5．個人情報の入ったデータは必ず暗号化する（word，excel のもつ暗号化機能でなく，必ず「アタッシェケース」などの暗号化専用のソフトを使用する→暗号化ソフト「アタッシェケース」の使い方は今回の原稿の最後で説明する）。

　　暗号化したファイルは，パソコン内でなく，USB メモリーなどに入れ，職場内の鍵のかかるところに置いておく。

　　パソコンのゴミ箱は常に空にしておく。（ゴミ箱の上に矢印（カーソル）を持っていき，そこで右クリックすれば，「ゴミ箱を空にする（E）」というメニューがでてくるので，そのメニューの上でマウスをクリックすれば，ゴミ箱が空になる）

【補足】
　普通の人は気づいていないと思うが，word，excel のもつ暗号化機能は，ただ単に，普通の手段で読み出せないようにしているだけである。特殊な手段を使えば，あっという間に内部の情報を読み出すことが可能である。

　たとえばこの URL http://www.decryptum.com/jp/index.html にアクセスしてみてほしい。word や excel のもつ暗号化機能を使って暗号化されたファイルなら，パスワードが不明でも，数分で解読できてしまうのに驚くだろう。油断は禁物である。必ず暗号化専用ソフトを使うべきである。

　また，上記に挙げた，過失での情報漏洩以外に，自分から情報漏洩を行ってしまう事例もある。今では，google などの検索サイトを使えば，インターネット上にある情報は何でも検索できてしまう。インターネットの片隅に書き込むことが，朝日や毎日などの大新聞の一面に広告を載せるのと同じぐらい人の目に触れるものだということを意識してほしい。そこで，

6．むやみに「2ちゃんねる」などの掲示板に書き込みをしない。mixi やブログも同様に危険。

　実例を挙げよう。数年前，自分のブログで，患者の悪口を書いた某科の医師がおり，その医師はもちろん匿名で書いていたのだが，「2ちゃんねる」で誰かに URL がさらされ，ブログ内の情報などをつなぎあわせて，簡単に，どこの病院に勤める何という名前の医師かという個人情報を特定されてしまい，マスコミに情報が流れ，院長が謝罪し，本人は辞職するなど，大騒ぎになったという事例が発生している。

　ネットは決して自分が思っているような匿名の世界ではありえないということを厳に肝に銘ずるべきである。

7．多くの人に同じメールを送るときは，BCC（ブラインドカーボンコピー）にするという原則を守ること。

　よく，うっかりブラインドでない普通の CC（カーボンコピー）でメールを送って，知らない人どうしにメールアドレスを漏洩してしまう人がいる。送られてきた方には，そのメールの CC 欄に自分の知らない人のメールアドレスが丸見えである。メールを送った本人に悪気はないのだろうが，立派な個人情報の漏洩である。気を付けよう。

2．ネットリテラシーについて
　Google などの検索エンジンを使えば，病気や薬剤などについての情報がいくらでも出てくる。しかし，その情報は玉石混交であり，時にはまったくの嘘も混じっている。Wikipedia などのウェブ上の百科事典でもそうである。たとえば Wikipedia はどこの誰でも簡単に書き換えることができる。

　ネットで得た情報を使う際には，なるべく個人のサイトや，wikipedia などのサイトを避け，PubMed，医中誌，厚生労働省，製薬会社の公式ホームページなど，一定の信頼の置けるサイトから得た情報を使ってほしい。また，時には，いくつかの情報源から得た情報を付き合わせるなど，情報のダブルチェックが必要な場合もある（しかし，間違った情報を孫引きして公開しているサイトも

あるので，ダブルチェックしたから大丈夫とは言い切れない）。

くわしくは今後の連載で，情報源として信頼のおけるサイトを紹介していくので，それを参照してほしい。

【付属】暗号化ソフト「アタッシェケース」の使い方

フリーソフト「アタッシェケース」は，非常に優れた暗号化ソフトである。もちろんフリーソフトであるから誰でも無料で利用できる。一度インストールしてしまえば，利用法は非常に簡単である。ぜひ活用してほしい。

1）「アタッシェケース」の入手法，インストールの方法

「アタッシェケース」は，以下のURLからダウンロードできる。

http://homepage2.nifty.com/hibara/software/index.htm

詳しいダウンロードの仕方，インストールの仕方は，星和書店のホームページ

http://www.seiwa-pb.co.jp

に載せたので，参照していただければ幸いである。

2）「アタッシェケース」の使い方

1）のインストールを行えば，デスクトップ上に，「アタッシェケース」のショートカットアイコン（本物のアタッシェケースのような絵）ができているはずである。

ここに，暗号化したいファイル，またはフォルダ（ワードファイル，エクセルファイルなど，なんでもいい）をドラッグアンドドロップすれば，画面の指示に従っていくだけで，暗号化したファイルができる。

また，復号化（暗号化したファイルをもとのファイルやフォルダに戻すこと）も，同様に復号化したいファイルを，「アタッシェケース」のショートカットアイコンにドラッグアンドドロップするだけである。

詳しい使い方は，やはり星和書店のホームページの同じ場所に載せたので，参照していただければ幸いである。

精神科医のためのインターネット利用ガイド

第2回 医学研究のためのインターネットの使い方
①文献の検索

加藤　温*

1. はじめに

今回は連載の第2回目として，文献検索について触れてみたい。以前は図書館に出向いて文献を探すのが一般的であったが，近年はインターネットの普及により，時と場所を選ばず，いつでもどこでも簡単に医学情報にアクセスできる時代となった。今や精神医学の世界にもEBMの流れが押し寄せてきており，研究上はもちろんのこと日々の臨床においても，何らかの疑問点を解決するために，端末に向かうことは決して珍しくなくなった。

しかしながら端末の向こうには大量の医学情報があふれており，その中から有用なものを効率よく取り出すことができる能力を備えておくことは不可欠となっている。そこでここでは，インターネットを用いた文献検索ツールとして使用頻度が高いと思われるPubMedと医学中央雑誌について，その基本的な使い方の要点を述べてみたい。また科学技術振興機構（JST）が提供しているJ-Dream IIについても簡単に触れることとする。

2. PubMedについて

1）PubMedとは

PubMedとは，米国国立医学図書館（National Library of Medicine：NLM）内の国立バイオテクノロジー情報センター（National Center for Biotechnology Information：NCBI）が作成しているEntrez（アントレ）という統合型分子生物学データベースの一部としてインターネットで公開されているMEDLINEデータベースのことである。

MEDLINEとは，世界約70ヵ国，約5,000誌（日本の雑誌は約150誌）の文献を検索できる医学文献データベースである。ここには1966年以降の文献が収録されており，キーワードを手がかりに，文献の書誌情報（タイトル，著者名，雑誌名，抄録など）を調べることができる。なお，2004年からは，1950年から1965年までの文献データもOLD-MEDLINE（抄録は付与されていない）として加わっている。

MEDLINEの原点は，1879年に創刊されたIndex Medicusにある。これはNLMの発行による医学文献索引誌である。このIndex Medicusが，1971年にオンライン化されてMEDLINEとなり，インターネットの普及と相まって，1997年6月には24時間無料で利用できるFree MEDLINEサービスが開始されることとなった。

2）PubMedによる基本的な検索方法

ⅰ）PubMedホームページへのアクセス：http://pubmed.gov にアクセスするとPubMedホームページが表示される（図1）。画面構成としては，キーワードを入力するボックス，その下部にあるFeatures Tabs（検索機能メニュー），画面左側にある青色で示されたSide Bar（ヘルプ，拡張機能などのメニュー）から成り立っている。

①Features Tabsからアクセスできる機能
・Limits：検索項目の絞り込みができる。→3）にて解説。
・Preview/Index：文献数をあらかじめ確認でき，検索項目別に索引を見ることができる。
・History：検索の履歴を確認したり，以前の

---

*関東医療少年院
　On Kato, M.D.：Kanto Medical Reform and Training School for the Juvenile Delinquents.

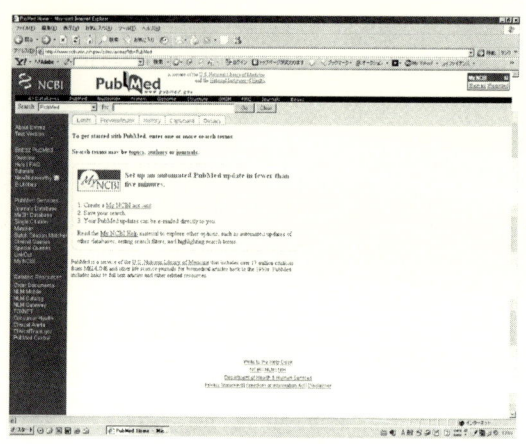

図1　PubMedホームページ

結果を利用して検索できる。
・Clipboard：複数検索の結果を一時的に保存し，あとでまとめて表示，印字，ダウンロードできる。
・Details：検索式の確認と修正ができる。
②Side Barからアクセスでき，よく使われる機能
・Journals Database：雑誌名から文献を検索
・MeSH Database：より適切なキーワードを検索。→4）にて解説。
・Single Citation Matcher：特定の論文を簡単検索。→5）にて解説。
・Clinical Queries：臨床の観点からの検索。→6）にて解説。
・My NCBI：検索式の長期保存と再検索
ii）検索の手順：
①入力ボックスに検索したいキーワードを入れて，その右にある［GO］ボタンをクリックする。キーワードは医学用語，著者名，雑誌名など何でもよい。
②入力したキーワードを含む文献が検索され，その書誌情報リスト（著者名，タイトル，収載雑誌名など）が，新しく登録された文献から順に表示される。同時に検索された文献数も表示される。
③表示された著者名（青字）をクリックすると，抄録などのさらに詳しい書誌情報を得ることができる。

④検索結果を保存するには，文献リストの左側にあるボックスをチェックし，Features Tabsの下部にある「Display」の右にあるプルダウンメニューから［summary］，［abstract］，［MEDLINE］などの保存形式を選び，［Send to］メニューから［File］を選択する。その後のメッセージに従えば，テキストファイルで保存することができる。なおEndNoteなど文献管理ソフトへ取り込む場合には［MEDLINE］形式で行う。また［Send to］メニューから［E-mail］を選べば，メール送信も可能である。
iii）入力上の留意点：
・キーワードは基本的に英語で入力するが，大文字と小文字の別はない（例：depression, DEPRESSION）。
・キーワードを複数にしたい場合は，スペースで区切って入力すればAND検索と同様の結果となる（例：delirium risperidone＝delirium AND risperidone）。なお，検索式を作る場合には演算子としてANDの他にOR，NOTを使用できる。
・キーワードが熟語の場合""で囲めばひとつながりとして識別される。
・キーワードの最後に*をつけると前方一致検索となる。
・著者名の入力の場合は，姓・名・ミドルネームの順とする。姓はフルネーム，以下はイニシャルで入力する（例：kato o）。
・雑誌名の入力の場合は，完全な雑誌名（例：The American Journal of Psychiatry）でも略誌名（例：Am J Psychiatry）でもよい。またISSNでの入力も可能である（例：1535-7228）。
3）著者，出版日，言語，文献の種類などの条件により検索範囲を限定したい場合—Limitsやタグでの検索—
上述した基本的な検索方法では，表示される件数が多くなってしまい，必要とする情報にたどり着けない場合が少なくない。そこで件数をより絞り込んでいくために，いくつかの条件を限定した検索が必要となってくる。その場合はLimitsを

用いる。

　Features Tabsにある［Limits］をクリックすると，条件検索の画面となる。ここでは，Search by Author（著者名），Search by Journal（雑誌名），Full Text, Free Full Text, and Abstracts（フルテキストへのリンクあるもの，抄録付き），Dates（日付）［Published（出版日），Added to PubMed（登録日）］，Humans and Animals（ヒトか動物か），Gender（性別），Languages（言語），Subsets（分野，データ作成過程を限定），Type of Article（論文の種類），Ages（年齢），Tag Terms（検索項目）を指定できる。これらの条件を入力後，検索を実行する。なお，Limitsは一度設定すると解除するまですべての検索に適応されるので，解除したい場合には，［Limits］タブの左側のチェックを外す。

　Limitsは有効な検索方法であるが，同じ項目の複数の条件を重ね合わせることができない難点がある。この場合は，タグを用いた検索式を作ることで解決することができる。タグとは，検索項目を標識する略語であり，指定したいキーワードのすぐ後ろに［　］で囲んで入力する。

　例えば，著者を指定したい場合は［AU］（例：kato o［AU］），日付を指定したい場合は［DP］（例：2007［DP］，2000年から2007年に出版された文献を調べたい場合は2000：2007［DP］とコロンで区切る），言語を指定したい場合は［LA］（例：english［LA］）などとする。その他にも項目ごとにタグが決められている。詳細はSide Barにある［Help］→［Search Field Descriptions and Tags］を参照されたい。

　4）無駄のない効率的な検索をしたい場合
　　　—MeSH Databaseでの検索—

　MeSHはMedical Subject Headingsの略で，NLMがIndex Medicusの見出し語として作成し，その後MEDLINEデータベースのシソーラスとして利用されるようになったものである。つまり，様々な言葉で表される同じ概念の医学用語を統一して使えるようにまとめた統制語である。例えば「がん」という言葉を使う場合，論文上ではcancer, neoplasm, tumorなどと各研究者により様々な単語が使われる可能性があり，それを各々検索していては効率が悪い。そこでこれらのMeSH用語であるneoplasmsを使えば，網羅的で効率のよい検索が可能となる。PubMedではAutomatic Term Mapping機能により，任意のキーワードを入力してもMeSH用語に自動変換されるようになっているが，思うような文献にたどりつけない場合には，MeSH Databaseの利用を検討する。使用方法は以下の通りである。

　Side Barにある［MeSH Database］をクリックしてMeSH画面を開き，キーワードを入力して検索すると，それに関連するMeSH用語の候補が簡単な説明とともに表示される。その用語の部分をクリックすると，サブヘディングや階層構造が表示される。

　サブヘディングでは，MeSH用語に応じた絞り込み項目をチェックボックスで指定できるようになっている。またそのMeSH用語を中心に扱った文献だけに限定するか，階層構造化されているMeSH用語の下位の用語も含めて検索するかどうかを指定できる。

　なお，画面の下部には，選んだキーワードの階層構造での位置関係が表示される。ここでは，一般的な広い意味の用語から特定の狭い意味の用語までが階層化されている（例：All MeSH Categories＞Psychiatry and Psychology Category＞Mental Disorders＞Eating Disorders＞Anorexia Nervosa）。検索文献数が少ない場合や多い場合には，各々その上位語や下位語をクリックすることで，検索の幅を変更することも可能である。

　これらを設定後，［Send to］メニューから［Search Box with AND, OR, NOT］を選択すると，MeSH用語が入った形でボックスに表示される。ここでは複数のMeSHの組み合わせも可能である。そして最後に［Search PubMed］をクリックすれば検索が実行される。

　5）具体的にひとつの文献を探し当てたい場合
　　　—Single Citation Matcherでの検索—

　特定の文献を調べたい場合，雑誌名や巻・号はわかるが文献の内容が定かではない場合など断片的な情報から文献を探し出したい時には有用である。Side Barにある［Single Citation Matcher］をクリックすると入力画面が表示される。項目と

してJournal（雑誌名），Date（出版年），Volume（巻数），Issue（号数），First page（開始ページ），Author name（著者名），Title words（タイトル中のキーワード）の7つに対して，個別の入力ボックスがあり，わかっている部分だけ入力すれば，検索できるようになっている。

　6）臨床で使える文献を探したい場合—Clinical Queriesでの検索—

　Clinical Queriesは，主に臨床医学領域の文献検索を効率よく行える機能を持っている。Side barにある［Clinical Queries］をクリックすると，以下の3つのメニューが表示される。

　①［Search by Clinical Study Category］では臨床研究を5つのカテゴリーに分け，検索の幅と掛け合わせて実行する形となっている。カテゴリーとしてetiology（病因），diagnosis（診断），therapy（治療），prognosis（予後），clinical prediction guides（臨床予見指針）の5項目から1つ選択し，さらに検索の幅をnarrow：specific search（特異度優先），broad：sensitive search（感度優先）から1つ選ぶようになっている。特異度を優先すると幅を狭めた検索となり，目的に合う文献に絞られるが見落としが多くなる可能性がある。一方，感度を優先すると対象を広げた検索となり，見落としは少なくなるが目的から離れた文献まで拾ってしまう可能性が高くなる。検索される文献の数が多い場合は特異度優先とし，少ない場合は感度優先にしてみるなど，各々の特性を踏まえておくとよい。

　②［Find Systematic Reviews］では，システマティックレビュー，メタアナリシス，臨床試験レビュー，診療ガイドラインなどが幅広く検索される。

　③［Medical Genetics Searches］では，臨床現場で有用と思われる遺伝学関連の文献を検索できる。

3．医学中央雑誌について

　1）医学中央雑誌（医中誌）とは

　医学中央雑誌は国内医学文献の抄録誌として，1903年に開業医であった尼子四郎によって創刊さ

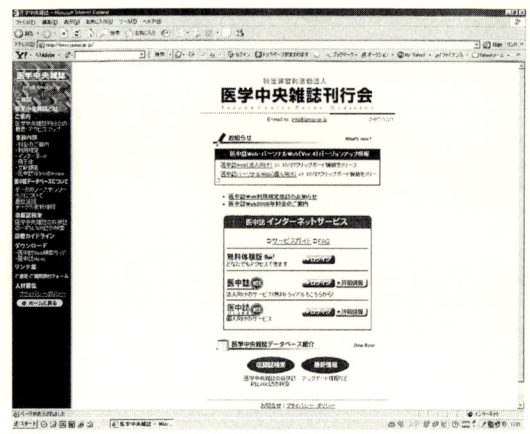

図2　医中誌刊行会ホームページ

れた。医学文献情報誌としてはIndex Medicusについで古い歴史を持っている。収録文献は医学，歯学，薬学およびその関連領域から集められ，採択分野は基礎医学から臨床医学各分野さらには獣医学，看護学，社会医学など広範囲に及んでいる。収録誌総数は約4,700誌，年間収録文献数は30万件に及び，総文献数は600万件を超えている。2000年4月からは医学中央雑誌Web版としてインターネットでの使用が可能となっており，1983年から現在までの文献情報を簡単に検索できる。なお，データの更新は月2回のペースで行われている。

　2）医学中央雑誌による基本的な検索方法

　i）医中誌ホームページへのアクセス：http://www.jamas.or.jpにアクセスすると医中誌刊行会ホームページが表示される（図2）。その画面において，病院や企業で契約している場合は［医中誌Web］（262,500円/施設/年〜），個人で契約している場合には［医中誌パーソナルWeb］（2,100円/月〜）のログインボタンをクリックすると，ログイン画面が表示される。そこにユーザーIDとパスワードを入力すると，ホーム画面が表示される。

　この画面で検索対象年の指定を行うことができる。初期設定は最新の5年分になっている。設定を変えたい場合は［変更］をクリックし，3年，5年，10年，全年，任意の期間から選択する。これを指定した後に，画面右側にあるベーシック・

モード,アドバンスド・モードのどちらかを選択する。なお検索対象年の指定はモードの選択後でも可能である。まずはベーシック・モードの使い方について述べる。

ⅱ）ベーシック・モードによる検索の手順：
①ベーシック・モードの基本画面を開いたら，入力欄にキーワードを入力する。
②必要があれば，1ページあたりの出力件数（10, 20, 30, 50, 100, 200件）の設定や，以下の項目の検索対象の限定を行うことができる。
・論文の属性：「抄録あり」「特集」「症例報告」「症例報告除く」
・論文種類：「原著論文」「解説」「総説」「会議録除く」
・検索対象データ：「すべて（完成データとPre医中誌データすべて）」「Pre医中誌除く」「Pre医中誌のみ」「最新更新分（すべて）（完成データとPre医中誌の最新1ヵ月にアップされたデータ）」「最新更新分（Pre医中誌）」「最新更新分（完成分）」。Pre医中誌データとは，インデキシング未済みのデータのことである。通常のデータでは，原本の発行からWEB版で検索可能になるまでのタイムラグが約3～4ヵ月あるが，Pre医中誌データでは，最短で発行から1ヵ月程度の雑誌を検索できるようになっている。
・収載誌発行年：任意の発行年で絞り込むことができる。
・分類：「看護」「歯学」「獣医学」を選択できる。
・研究デザイン：2003年作成データより，原著論文すべてを研究デザインの視点から分類し「メタアナリシス」「ランダム化比較試験」「準ランダム化比較試験」「比較研究」の4種類のタグを付与している。また2005年より「診療ガイドライン」も追加された。これら5項目から選択することができる。なお複数チェックした場合はOR検索が実行される。
③以上の設定の後［検索］ボタンをクリックすると，検索結果画面へ進み，上部に検索式とヒット件数が表示され，「タイトル表示」の部分に検索結果として，書誌情報（タイトル，著者名，収載雑誌名）が表示される。フルテキストのリンク先がある文献については，提携サービスのフルテキストアイコンが表示される。

［詳細表示］をクリックすれば，インデクサーにより付与されたキーワードや論文の種類，チェックタグ，抄録がある場合はその情報を見ることができる。

また［式の編集］をクリックすれば，入力したキーワードがどのように統制語にマッピングされたかを確認し，式の編集や再検索が可能である。また，検索件数が多い場合などは，その結果にさらに他のキーワードを掛け合わせたり，足したりすることもできる（演算子としてAND, OR, NOT検索が可能）。
④さらに絞り込みたい場合には［絞込検索画面へ］をクリックして進む。絞込検索画面が表示され，抄録の有無や論文種類などを選択できるようになっている。
⑤検索結果を保存する場合には，必要な文献をチェックした上で［ダウンロード］あるいは［メール送信］をクリックする。すると出力設定画面が開く。ここでは出力内容，出力形式（文献管理ソフトへの取り込みにはタグ付き形式が望ましい），検索式の出力，ソート順，ダウンロードのメール転送フォーマットおよびファイル形式を選択できる。
⑥検索を終了し「新たな検索」ボタンをクリックすれば，初期画面に戻る。これによりそれまで行っていた検索の条件等はすべてクリアされ，新たな検索が可能となる。

ⅲ）入力上の注意点：
・入力するキーワードが複数，熟語の場合の入力方法はPubMedと同様である。
・著者名で検索する場合，姓名の間にはスペースを入れずに検索する。
・PubMed同様，タグにより検索対象を限定できる。TH（統制語），AU（著者名），IN（所属機関），JN（収載誌名），IS（ISSN），TI（タイトル），AL（All Field）などがある。入力形式は，検索語/タグで行う（例：精神科治

療学/JN)。

3) 医学中央雑誌の一歩進んだ使い方—アドバンスド・モードの使用—

ホーム画面からアドバンスド・モードを選ぶ他に、ベーシック・モード画面から［ADVANCED］タブをクリックすることでも、アドバンスド・モードに切り替えることができる。これは「検索履歴」をうまく活用するモードであり、利点としては、複数の検索を行った場合にも画面上に以前の検索式が残ること、検索式にステップナンバー（#1, #2…）が使えることがある。さらに［候補語辞書の参照］では、キーワードを入力することで統制語リストを確認できるようになっている。

4. JDreamⅡについて

JDreamⅡとは、科学技術振興機構（JST）が提供する日本最大の文献情報検索システム（有料）であり、国内外の医学・薬学から科学技術情報までを幅広く調べることができる。収録記事は4,000万件を超えている。

http://pr.jst.go.jp/jdream2/ にアクセスするとJDreamⅡのホームページを開くことができる。主な特徴としては、日本語で検索可能で外国語文献でも抄録などを日本語で知ることができること、学会の予稿集を見られるリンク機能があること、特許情報の検索や閲覧ができることなどがある。実際の使い方など詳細についてはホームページの検索ガイドなどを参照していただきたい。

5. おわりに

以上、文献検索の入門として、PubMedと医学中央雑誌の使い方を中心に概説した。これらは簡単に使える検索ツールなので、実際にキーワードを打ち込んで体験してみてほしい。検索していく過程で、その使い方についても様々な疑問が生じてくると思われるが、その際は各々のホームページのトップ画面まで戻るとよい。PubMedではSide BarにあるHelpに、医中誌であればサイドメニューにある検索ガイドにあたれば、それらを解決するヒントを得ることができると思われる。

なお、文献検索の最終目的は論文を入手して終わりではない。これをいかに研究や臨床に生かしていくかが大事である。それには論文を批判的に吟味するという作業が必要となる。これらについては本稿では触れられなかったが、参考文献に記した「エビデンス精神医療」に詳説されているので、興味のある読者は是非ご一読いただきたい。

文　献

1) 阿部信一, 奥出麻里：図解PubMedの使い方—インターネットで医学文献を探す—第3版. 日本医学図書館協会, 東京, 2006.
2) 懸俊彦編：PubMed活用マニュアル改訂第2版. 南江堂, 東京, 2005.
3) 古川壽亮：エビデンス精神医療—EBPの基礎から臨床まで. 医学書院, 東京, 2000.
4) 医中誌Web (Ver.4) 検索ガイド（第2版）(http://www.jamas.or.jp/pdf/guide4_ver2.pdf). 医学中央雑誌刊行会, 東京, 2007.
5) JDreamⅡ検索ガイド (http://pr.jst.go.jp/jdream2/manual.html). 独立行政法人科学技術振興機構, 東京, 2007.
6) 讃岐美智義：新版文献管理PCソリューション. 秀潤社, 東京, 2007.

精神科医のためのインターネット利用ガイド

第3回　精神医学研究のためのインターネットの使い方
②無料でテキストを公開している雑誌

仙波　純一*

はじめに

　第2回で述べられているように，探していた文献の書誌事項がわかったとすると，今度はその本文を求めることになる。海外の商業出版社（たとえば，Elsevier, Lippincott William & Wilkins, Springer, Karger, Weilyなど）から発行されている医学雑誌の記事は，そのホームページからPDFファイルの形式でダウンロード可能である。しかし，当然何らかの支払いをしなければ自由にダウンロードすることはできない。私的企業が発刊しているので当然である。一方，非営利的な学会誌などは学術研究の公開という趣旨によるためか，無料でダウンロード可能なものもある。PubMedで文献を検索すると，論文ごとに左側に紙を示すアイコンがついてくる。このアイコンが緑色のものは無料でテキストを閲覧できるという印である（ただし，結構間違いが多い）。わが国でも学会誌を無料で公開する流れにはあるが，海外ほどオープンになっている学会はまだ少ない。この回では，無料で閲覧できる雑誌や学会抄録などの医学文献をどのように得たらよいかを紹介していく。

1．無料でテキストを公開している雑誌のリスト

　どのような雑誌が無料でテキストを公開しているかを紹介するいくつかのサイトがある。PubMed Central（http://www.pubmedcentral.nih.gov）はPubMedを管理する米国国立医学図書館とNIH（米国国立衛生研究所，National Institute of Health）が共同して運営している。アルファベット順の紹介もある。スタンフォード大学図書館が運営するHighWire Press（http://highwire.stanford.edu/）では無料アクセスの雑誌だけでなく，キーワードで検索すれば無料の記事まで見つけ出すことができる（雑誌によっては一部の記事だけ無料で公開していることがある）。しかし，いくつかの雑誌などはこのPubMed CentralやHigh Wire Pressのリストから抜け落ちているようである。Free Medical Journalsのサイト（http://www.freemedicaljournals.com/）では，インパクトファクター順などで無料アクセスの雑誌を紹介している。こちらのほうが診療分野別の整理が行き届いていて眺めやすいかもしれない。

　臨床精神医学分野で無料で閲覧できる雑誌のリストを表1に示した。無料公開まで時間的な制限を持たせているものが多いが，おおむね半年や1年で無料アクセスとなっている。

　日本でもPubMed Centralのように学会誌をオンライン上に公開するサイトを，科学技術振興機構がJ-Stage（http://www.jstage.jst.go.jp/browse/-char/ja）という名称で管理している。ほとんど本文は無料でアクセスできる。ここでは，医学を含め多くの学問分野の学会誌が載っているだけでなく，いくつかの学会予稿集・要旨集，報告書なども公開されていて，ホームページ上から検索することができる。残念ながら精神医学関係の雑誌ではここに載っているものは少ないが，日本薬理学雑誌などは閲覧可能である。

---

*さいたま市立病院総合心療科
〔〒336-8522　埼玉県さいたま市緑区三室2460〕
Jun'ichi Semba, M.D., Ph.D.: Department of Psychiatry, Saitama City Hospital. 2460 Mimuro, Midori-ku, Saitama-shi, Saitama, 336-8522 Japan.

表1 無料閲覧できる雑誌 (http://www.seiwa-pb.co.jpにも下記表を掲載)

雑誌名	発行所	フリー・アクセス	Journal URL
精神科専門誌			
Academic Psychiatry	American Psychiatric Association	1年後に無料	http://ap.psychiatryonline.org/
Advances in Psychiatric Treatment	Royal College of Psychiatrists	1年後に無料	http://apt.rcpsych.org/
American Journal of Psychiatry	American Psychiatric Association	2年後に無料	http://ajp.psychiatryonline.org/
Annals of General Hospital Psychiatry	BioMed Central	即時	(2005年からAnnals of General Psychiatryに変更)
Annals of General Psychiatry	BioMed Central	即時	http://www.annals-general-psychiatry.com/
Archives of General Psychiatry	American Medical Association	1年後に無料	http://archpsyc.ama-assn.org/
BMC Psychiatry	BioMed Central	即時	http://www.biomedcentral.com/bmcpsychiatry
British Journal of Psychiatry	Royal College of Psychiatrists	1年後に無料	http://bjp.rcpsych.org/
Canadian Journal of Psychiatry	Canadian Psychiatric Association	即時	http://publications.cpa-apc.org/browse/sections/0
Current Psychiatry	Dowden Health Media and the University of Cincinnati Department of Psychiatry	即時	http://www.currentpsychiatry.com/
Evidence-Based Mental Health	BMJ Publishing Groop	1年後に無料（登録が必要）	http://ebmh.bmj.com/
Journal of Psychiatry & Neuroscience	Canadian Medical Association (Official journal of Canadian College of Neuropsychopharmacology)	即時	http://www.cma.ca/jpn
Psychiatric Bulletin	Royal College of Psychiatrists	1年後に無料	http://pb.rcpsych.org/
Psychiatric News	American Psychiatric Association	即時	http://pn.psychiatryonline.org/
Psychiatric Services	American Psychiatric Association	1年後に無料	http://psychservices.psychiatryonline.org/
Psychiatric Times	CMP Medica	即時	http://www.psychiatrictimes.com/
Psychopharmacology Bulletin	U. S. Dept. of Health, Education, and Welfare	発刊年以前は無料	http://www.psychopharmbulletin.com
Psychosomatic Medicine	American Psychosomatic Society	2年後に無料	http://www.psychosomaticmedicine.org/
Psychosomatics	American Psychiatric Association	1年後に無料	http://psy.psychiatryonline.org/
Schizophrenia Bulletin	Oxford University Press	発刊年以前は無料	http://schizophreniabulletin.oxfordjournals.org/
World Journal of Biological Psychiatry	World Federation of Societies of Biological Psychiatry	2年後に無料	http://www.wfsbp.org/publications.html
World Psychiatry	Masson (Offical journal of World Psychiatric Association)	即時	http://www.wpanet.org/home.html
一般誌			
British Medical Journal	BMJ Publishing Group	1年後に無料	http://www.bmj.com/
Canadian Medical Association Journal (CMAJ)	Canadian Medical Association	即時	http://www.cmaj.ca
New England Journal of Medicine	Massachusetts Medical Society	6ヵ月後に無料（登録が必要）	http://content.nejm.org/
JAMA	American Medical Association	6ヵ月後に無料	http://jama.ama-assn.org/
その他			
Amercan Family Physician	American Academy of Family Physicians	即時	http://www.aafp.org/afp/
Annals of Internal Medicine	American College of Physicians	一部は半年後に無料	http://www.annals.org/
基礎医学系			
Proceedings of the National Academy of Sciences of the United States of America	National Academy of Sciences	6ヵ月後に無料	http://www.pnas.org/
Journal of Pharmacology and Experimental Therapeutics	American Society for Pharmacology and Experimental Therapeutics	1年後に無料	http://jpet.aspetjournals.org/
Journal of Neuroscience	Society for Neuroscience	1年後に無料	http://www.jneurosci.org/
Science	American Association for the Advancement of Science	1年後に無料	http://www.sciencemag.org/archive/

2. 無料，あるいは一定期限後に無料化される精神医学系の雑誌（下線は代表的な雑誌）

カナダ精神医学会 Canadian Psychiatric Association の <u>Canadian Journal of Psychiatry</u> やカナダ医師会 Canadian Medical Association の <u>Journal of Psychiatry & Neuroscience</u>，World Psychiatric Association の World Psychiatry などの学会誌は発刊直後の雑誌から無料で内容を閲覧できる。

他の学会誌では，登録された学会員には発刊直後から無料で（といっても学会費に組み込まれている），一般に対しては半年や1，2年経過後に無料とするところがある。American Journal of Psychiatry, British Journal of Psychiatry, Archives of General Psychiatry などがこれに相当する。精神科以外で，有名な雑誌としては Proceedings of the National Academy of Sciences of the United States of America（PNAS），米国薬理学会の学会誌である Journal of Pharmacology and Experimental Therapeutics，米国神経科学会の Journal of Neuroscience などもそうである。Science も1年経過すると無料でアクセスできるようになった。

<u>American Journal of Psychiatry</u> は米国精神医学会 American Psychiatric Association（APA）刊行の学術誌である。インパクトファクターも高く，ほとんど臨床的な論文が紹介されているので，わが国で精神科臨床に携わる医師にとっても，読み応えのある論文がそろっている。レイアウトも美しく，図も色刷りとなっていて大変読みやすい。少なくとも毎月論文の表題を眺めるだけでも，医学先進国の米国でどのような研究が進められているかがわかる。発刊2年後から無料で公開されている。APA からは他にも Psychiatric Service や Psychosomatics などの雑誌も発刊されていて，1年経過したものは無料でアクセスできる。また，Psychiatric News という APA 発刊の新聞は無料でアクセスできる。米国の精神医学会での最新の話題をすぐに知りたい人には推薦できる。

<u>British Journal of Psychiatry</u> は英国精神医学会 Royal College of Psychiatrists の機関誌である。American Journal of Psychiatry よりも一般精神科医を対象とした論文が多く，クリニックですぐに応用できそうな役立つ論文が掲載されている。発刊1年後は無料で閲覧できる。また，この雑誌のホームページ上では，ある論文に対して世界中の読者からいろいろな感想や意見が寄せられる。冊子体にはここの部分はないので，ちょっとびっくりさせられるような論文に対しては，特に数多くの投書がされている。中には実直かつ大まじめに評論するものから，ユーモアたっぷりに批評するものなどもあり，ざっと眺めるだけでもおもしろい。

<u>Archives of General Psychiatry</u> は米国医師会 American Medical Association が発行する数多くの雑誌の1つである。ご存じのように，この雑誌に掲載されるのは大がかりな学術研究が多く，インパクトファクターがきわめて高い。発刊1年後は無料で閲覧できる。研究志向のある精神科医であるならば，この重厚長大な論文を読むべきであろう。

<u>The World Journal of Biological Psychiatry</u> は World Federation of Societies of Biological Psychiatry の機関誌で2000年から刊行が開始されている。発刊後2年たつと無料で公開されている。学会抄録も supplement として閲覧可能である。

サブスペシャリティーの雑誌としては，以前 NIMH（米国国立精神保健研究所，National Institute of Mental Health）から発刊されていた <u>Schizophrenia Bulletin</u> と <u>Psychopharmacology Bulletin</u> がそれぞれ別の出版社から刊行されている。どちらも学術的な面が強く，インパクトファクターも高い雑誌である。発刊年度を除くと無料で閲覧できる。Schizophrenia Bulletin は NIMH から発刊されていた時代を含め，1989年以降の内容をすべて PDF 形式で無料でダウンロード可能である。ただし Psychopharmacology Bulletin では NIMH から発刊されていた2000年以前のバックナンバーは閲覧できない。

3. インターネット上だけの学術誌

BioMed Central（BMC）（http://www.biomedcentral.com/home/）という医学雑誌社がオンラ

イン上のみの医学雑誌を多数発刊している。これらの雑誌は紙媒体を持たず，基本的にインターネット上で閲覧することを原則としており，閲覧は無料である。BMC のホームページを参照すると，精神医学関係では Annals of General Psychiatry, BMC Psychiatry, Child and Adolescent Psychiatry and Mental Health などの雑誌が発刊されていることがわかる。特に，BMC Psychiatry はインパクトファクターが 2 に近づきつつあるようで，他の冊子体を持つ医学雑誌に劣らないレベルになっている。今後学術誌は投稿から査読，掲載に至るまですべてオンラインで済ませられる時代になっていくのであろう。BMC 関連の雑誌は，精神保健や神経学関連の雑誌と一緒に Neuroscience, Neurology & Psychiatry Gateway（http://www.biomedcentral.com/gateways/neuropsych）に含まれているので，これらの分野にも興味のある方はここから入られるとよいであろう。

4．医学一般誌

医学一般誌には精神科関連の記事は少ないにしても，掲載されるときは非常に重要な論文が掲載されることがある。米国医師会 American Medical Association，英国医師会 British Medical Association あるいはカナダ医師会 Canadian Medical Association は，それぞれ JAMA, BMJ, CMAJ とよばれる由緒ある機関誌をもっている。これらの雑誌は一定期間を過ぎると無料で閲覧できる。この他に，New England Journal of Medicine も発刊 6 ヵ月後には無料でアクセスできる。残念ではあるが，Lancet は購読者しか閲覧できない。わが国でも日本医師会雑誌は本文をインターネット上で閲覧可能であるが，会員のパスワードが必要である。

Annals of Internal Medicine は米国内科学会 American College of Physicians の学会誌であるが，うつ病などのプライマリー医にも関わるような記事をよく掲載している。同様に米国家庭医学会 American Academy of Family Physicians の学会誌である American Family Physician でも，プライマリー医向けではあるが，精神疾患についてわかりやすい総説がしばしば掲載される。まとまりのよい図や表が掲載され，難解な精神科学術用語が頻発しないので，かえってわれわれには読みやすい。

最後に

以上で紹介したように，最近は社会的な貢献が求められるような学術団体から出版される学会誌などは，無料でインターネット上からアクセスできるようになった。考えてみれば PubMed も 10 年ほど前までは有料であったのである。しかし，冊子体発行後 1 年あまりで無料で閲覧できるような雑誌も増えつつあるとはいえ，多くの雑誌はまだ有料である。PubMed，医学中央雑誌や JDream などのデータベースで見つかった記事は，リンクをたどると出版社につながり，クレジットカードがあれば比較的容易に支払いの後，ダウンロードできるようになる。多少高価（一件につき 2,000〜3,000 円くらい）なのが欠点ではあるが，すぐに読みたい記事の場合は，忙しい仕事の合間に医科大学の図書館にまで出向くよりは安上がりにつくかもしれない。

精神科医のためのインターネット利用ガイド

第4回　医学関係文献，図書の探し方・入手方法

小　原　圭　司*

　今回は，第2回で説明した，PubMedや医中誌などのデータベースを用いて検索した文献や図書について，実際に手に入れるにはどうしたらよいかを具体的に解説する。また，これと関連して，自分の興味のある分野についての図書の探し方や入手方法についても解説する。

1. PubMed, 医中誌などで検索した文献の入手の方法

　1）PubMedで検索した文献の場合

　わかりやすくするため，具体的な例を挙げて説明する。たとえば，risperidoneのせん妄に対する効果を知りたいとしよう。Risperidone deliriumという2つの単語を，PubMed（http://www.ncbi.nlm.nih.gov/PubMed/）の検索窓に入れて検索してみよう。ずらりと論文の著者名，タイトル，ジャーナル名，発行年月，巻数，ページなどが並ぶが，その左に紙を重ねたようなアイコンがあるのに気づくだろうか。このアイコンには

　A　白紙の紙を2枚重ねたようなアイコン（図1a）
　B　横線が3本入った紙を2枚重ねたようなアイコン（図1b）
　C　オレンジと緑の横縞と，その下に4本横線が入った紙を4枚重ねたようなアイコン（図1c）

の3種類がある。

　Aは，PubMedでアブストラクトが読めない（またはもともとアブストラクトがない）論文，Bは，PubMedでアブストラクトを読むことのできる論文，Cは，PubMedから全文無料で読むことのできる論文をあらわしている。

　Cの場合には，この色付きのアイコンをクリックし，その後出てくる画面で，「free full text」などと書かれたアイコンをクリックしてみよう。全文が無料で閲覧できる。印刷も可能である。

　Bの場合には，横線入りのアイコンをクリックすると，アブストラクトを閲覧できる画面になる。この画面の中に，「full text available online」などと書かれていたり，カーソルを持って行くと「click here to read」などと説明のでるアイコンがあれば，そこをクリックしてみよう。有料ではあるが，全文が閲覧できるサイトに飛ぶことができる。たいていの場合，1論文に付き30ドル程度払えば，オンラインで閲覧できることが多い（Wileyの場合はWiley InterScience, Blackwellの場合はBlackwell Synergy, Elsevierの場合はScience Directというサイトから購入することになる）。

　Aの場合でも，アブストラクトがPubMed上で読めないだけで，Bの場合と同様に，全文をオンラインで読むことができるようなリンクが張られていることが多い。

　しかし，全ての論文を，このやり方で手に入れていると，大変お金がかかる。少し時間的な余裕がある場合には，PubMedの検索結果をテキストファイルなどに落としてから，他のやり方で手に

---

*日本精神神経学会英文誌編集事務局
　Keiji Kobara, M.D.: Psychiatry and Clinical Neurosciences Editorial Office.

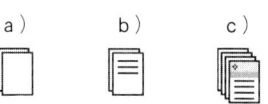

図1　文献の開示度合を表すPubMed内のアイコン

入れることを考えよう。

　もし，その論文が，いま検索の例として出している場合のように，具体的な薬剤に関係する論文であれば，その薬剤を扱っている製薬会社のMRの人に連絡してみよう。おそらくその論文を届けてくれると思われる。

　しかし，その論文が具体的な薬剤に関係する論文でなくても，以下のようなやり方を用いれば，論文を手に入れることができる。例として，先ほど挙げたPubMedで，risperidone deliriumというキーワードで出てくる，

　　LinksOzbolt LB, Paniagua MA, Kaiser RM.
　　Atypical antipsychotics for the treatment of delirious elders.
　　J Am Med Dir Assoc. 2008 Jan ; 9(1) : 18-28. Review.

という論文を入手することを考えてみよう。

　まず，検索する際には，雑誌の正式名称を知る必要があるので，PubMed上の，この論文のアブストラクトを表示している画面で，青字で「J Am Med Dir Assoc.」と書かれたところにカーソルを近づけるか，クリックするかしてみよう。雑誌の正式名称である，Journal of the American Medical Directors Associationが出てくる。これをやっておかないと，後でいろいろ不便なので，必ず雑誌の正式名称はチェックしておきたい。

　以下，読者が現に大学に所属しているかどうかで，多少文献の入手方法が変わってくるので，場合分けをして説明する。

①あなたが現に大学に所属している場合：
　たいていの大学では，学内のLANからオンラインで様々なジャーナルにアクセスできる。その場合，自分の所属する図書館のサイトが窓口（ポータルサイト）になっていることが多い。どの大学図書館でも要領はほとんど同じなので，以下，東京大学附属図書館の例を挙げて説明する。

　東京大学附属図書館のサイト（http://www.lib.u-tokyo.ac.jp/index.html）から，左側のメニューで，「電子ジャーナル・電子ブックを読む」というところをクリックしてみよう。「E-JOURJAL PORTAL」というリンクが張ってあり，「データベースから論文のフルテキストを入手できる雑誌，無料の電子ジャーナルコレクションに含まれる雑誌を検索できます」と説明が書いてある。ここをクリックすればよい。

　また，オンラインでフルテキストにアクセスできないジャーナルであっても，自分の大学の図書館のサイトにアクセスすることで，大学図書館にその雑誌が収蔵されているかどうかをオンラインで確認することができる。もう一度東京大学附属図書館のサイト（http://www.lib.u-tokyo.ac.jp/index.html）にアクセスし，このページの左側のメニューから，「本や雑誌を探す」というところをクリックしてみる。「東京大学OPAC」というリンクが張られており，「東京大学にある図書や雑誌を探すことができます」と説明が書いてある。OPACとは，Online Public Access Catalogueの略で，オンラインでアクセスできる本や雑誌をデータベース化したもののことをいう。では，先ほどの論文の載っている雑誌「Journal of the American Medical Directors Association」が東大にあるかどうか確かめてみよう。「東京大学OPAC」をクリックして，出てきた画面で，「キーワード検索」と書かれた検索窓に「Journal of the American Medical Directors Association」と入れて検索してみよう。「ヒット件数0」と出るので，東京大学附属図書館には所蔵されていないことがわかる。しかし，ここであきらめてはいけない。「東京大学OPAC」の画面の左上にある，Webcatというところにもチェックを入れて再検索してみよう。Webcatとは，全国の大学図書館等が所蔵している本や雑誌を検索できるデータベースシステムのことである。ここにチェックを入れて再検索したところ，「Webcat（学外）で1件見つかりました」と検索結果が出てくる。出てきたリンク（Journal of the American Medical Directors Associationと青字で書かれた部分）をクリックしてみよう。2003年以降のバックナンバーは，大阪大学附属図書館生命科学分館に所蔵されていることがわかり，「複写/借用申込」というボタンをクリックすれば，学内の人間であれば，オンラインで複写申込もすることが可能である。

実は，全国の図書館はネットワークを形成しており，本や文献をお互いに複写したり，貸借したりするシステムが構築されている。このことをILL（Interlibrary Loan）と呼ぶ。このILLにより，日本国内のどこかの図書館にその雑誌があれば，複写を取り寄せることが可能になっている。

　もし，日本にその文献がない場合には，アメリカ議会図書館の「The Library of Congress Online Catalog」（http://catalog.loc.gov/）や，大英図書館の「British Library Integrated Catalog」（http://catalogue.bl.uk/）などで検索して出てくれば，自分の所属する大学図書館を通じて取り寄せてくれるはずである。また，上記2つの図書館にない場合でも，図書館の司書さんに頼めば，OCLC-Worldcat（http://www.oclc.org/worldcat/default.htm）というデータベースを使って，世界のどこの図書館にあるかを探してもらって，取り寄せてもらうこともできる。

　②あなたが開業，市中病院勤務などで，現に大学に所属していない場合：

　（1）もし，出身の大学が近くにある場合には，出身大学の図書館のサイトにアクセスして，①と同じ作業を行い，大学図書館にある文献については出向いて行って自分で文献を複写しよう。入館証を作り直すなどの手間がかかるかもしれないが，必ず文献を手に入れることができるはずである。また，出身大学の図書館にない文献は，多少時間はかかるが，図書館の司書さんにお願いして，ILLのシステムを利用して取り寄せてもらうことができる。

　（2）もし，出身の大学が近くにない場合でも，あきらめるのは早い。あまり知られていないことだが，ほとんどすべての国立大学の図書館（および一部の私立大学図書館）は，広く国民一般に公開されているのである。千野[1]によると，2003年の情報公開法（正式名称は「行政機関の保有する情報の公開に関する法律」）の施行と，2004年の大学の独立法人化により，全国の大学図書館の一般市民への公開基準のルールが定まり，現在に至っているという。明確な目的（例「risperidoneとせん妄についての文献を探しにきた」など）がはっきりしていれば，拒まれることはない。ただ

し，図書館によっては利用が平日のみに制限されていたり，事前に予約が必要な場合があったりと，出身大学の図書館よりは敷居が高い場合もあるので，詳しくはその図書館宛に問い合わせていただきたい。たとえば前述の東京大学附属図書館の医学図書館も，平日のみではあるが，午後8時までひろく一般に開放されており，文献のコピーも自由にできる。

　また，国立大学の図書館が近くにない場合には，自分の居住したり勤務している地域にある公立図書館を利用しよう。その図書館自体に自分が捜している医学の文献をおいている可能性は低いだろうが，やはりILLのシステムを使って文献を取り寄せてくれるはずである。

　ところで，もしあなたが大分県に在住の場合は，非常に幸運なことに，2008年1月から全国で初めて大分大学において，県内の医療従事者向けに全国の図書館の医学文献を対象としたweb上での文献複写・配送サービスが始まったので，ぜひ利用するといい。大分大学附属図書館（http://www.lib.oita-u.ac.jp/）のサイトから，「医学文献デリバリーサービス」のところをクリックすれば，手続きのやり方などが説明してある。

　（3）国立国会図書館（http://www.ndl.go.jp/）に所蔵されている雑誌の場合は，「遠隔複写サービス」（http://www.ndl.go.jp/jp/service/copy3.html）を使って，インターネットで文献の複写サービスを受けることができる。詳しくは上記の国立国会図書館「遠隔複写サービス」のページを参照してほしい。国立国会図書館のOPACであるNDL-OPAC（http://opac.ndl.go.jp/index.html）を用いて，その雑誌を国立国会図書館が所蔵していることが確かめられた場合には，このサービスが利用できる。

　2）医中誌で検索した文献の場合

　次に，医中誌（http://login.jamas.or.jp/）で検索した文献を手に入れる方法を解説する。まず，医中誌のサイトにログインして，先ほどと同様に「risperidone」と「せん妄」をキーワードに検索してみよう。検索結果の中に，いろいろなアイコンが付いている論文があることに気づくだろう。

　・「CiNii」というアイコン（図2 a）が付いて

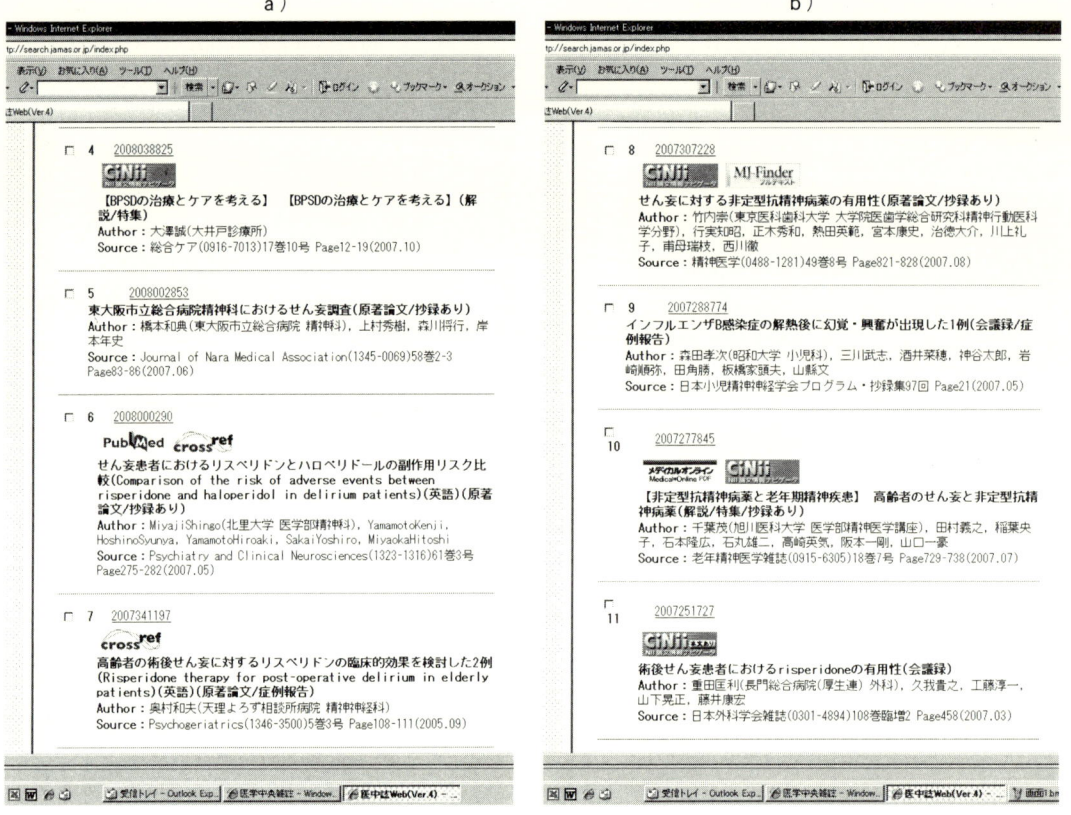

図2　医中誌にて「risperidone」と「せん妄」をキーワードに検索した結果

いる論文は，国立情報学研究所（NII）が提供するデータベースによる情報が与えられていることを示している。このアイコンをクリックして情報をたどっていけば，どこの図書館に所蔵されているかまで判明するので便利である。
・「CiNii 本文あり」というアイコン（図2b）のついている論文は，そのリンクをたどって行くと，NII のサイトで本文を無料で閲覧できることを示している。
・「PubMed」のアイコン（図2a）が付いている論文は，PubMed に収載されていることを示している。このアイコンをクリックすると，この論文の PubMed のサイトに飛ぶことができ，そこにたとえば「Full Text at Blackwell Synergy」などというアイコンがあれば，オンラインで本文を読むことができる。

・「crossref」というアイコン（図2a）のついている論文は，多くの学術出版社が発行する雑誌を一元的にリンクさせる目的で作られたデータベースである crossref に登録されていることを示している。この crossref には，Wiley, Blackwell, Elsevier, Springer-Verlag などの出版社から発行されている学術雑誌が登録されている。crossref のアイコンをクリックすると，直接 Blackwell などの商業誌のサイトに飛ぶことができ，そこから本文を有料で閲覧することができる。
・「MJ-Finder フルテキスト」というアイコン（図2b）の付いている論文は，医学書院のサイトで本文を有料で閲覧できることを示している。
・「メディカルオンライン Medical Online PDF」というアイコン（図2b）のついている論文

は，メディカルオンライン（http://www.meteo-intergate.com/）というサイト上で，論文の本文を有料で閲覧できることを示している。

しかし，国内の雑誌については，オンラインで有料で閲覧するよりも図書館のサイトで検索して自分でコピーしたり，ILLを用いて図書館を通じて取り寄せてもらう方が時間と手間がかかることを除けば金額も小額で済み，よりよいと思われる。要領はPubMedの場合と全く同じなので，省略する。

2．自分に興味がある分野の本の探し方，入手の方法について
 1）参考文献として挙げられているなどで，具体的な書名が判明している場合
①購入して手元に置いておきたい場合：
（1）新刊書の場合；現に新刊書として流通している本は，図書のオンライン販売のサイトで入手するのが簡単である。いくつかのサイトがあり，それぞれに特色があるので以下に解説する。
・アマゾン（http://www.amazon.co.jp/）
アマゾンの特徴としては，一度会員登録をすると，検索して出てきた本についてはワンクリックで注文できるので，大変便利なところが挙げられる。また新刊書の場合でも，アマゾンマーケットプレイスという形で業者や個人が古書を出品している場合が多く，大抵の場合，新品の本よりも割安で購入することができる。この際も，その業者や個人に，名前と住所以外にはクレジットカードナンバーなどの個人情報を渡すことなくワンクリックで注文できるので，大変便利である。また，ある本を検索したとき，その本を購入した人が他にどんな本を購入しているかが表示されるため，探していた本以外に面白そうな本に出会う可能性があるのもよい。また洋書も注文できるが，割高であったり，届くまで時間がかかる場合もあるので，米国のアマゾン（http://www.amazon.com/）でも検索してみて，送料（米国のアマゾンでは，届く早さに応じて，3つの料金体系が用意されている）まで含めて，どちらが安くて早く手に入るかを考えたほうがよい。米国のアマゾンでも古書を業者や個人が販売するmarket placeが併設されており，international shipping availableという表記があれば，日本に配送してくれる。

ただしアマゾンの場合，本によっては，注文してから到着まで3～5週かかる場合もあったり（納期は注文時に明示されているのでよく確かめよう），アマゾンマーケットプレイスの場合，「コレクター商品」として需要と供給のバランスの崩れている本には，たまにとんでもない高値がついていることがあるので，よく気を付けて利用したい。

アマゾンで一度に1,500円以上購入した場合，送料は無料（ただしアマゾンマーケットプレイスでは，いくら高い本を購入しても送料は1件につき340円と定額制）である。また，「amazonプライム」という名前のサービスがあり，年間3,900円を払うと，1,500円未満の買い物の場合でも，在庫さえあれば翌日には届く「お急ぎ便」で無料で配送してくれるので，頻繁に本を買う人は利用すると便利だろう。

・ビーケーワン（http://www.bk1.jp/）
ビーケーワンの特徴は，本を検索する際のデータベースに，本の題名や著者名だけでなく，目次の内容や本の簡単な内容まで入れているため，漠然と「こういう分野についての本を探したい」という時に適切な本がヒットする割合が高い，という点である。他のオンライン書店でも同様の工夫はされているが，特にビーケーワンのデータベースは優れているといわれている。

ビーケーワンも1,500円以上で送料無料である。首都圏の場合は，最速で当日に届くこともあり，アマゾンの「お急ぎ便」より速い場合もある。

・セブンアンドワイ（http://www.7andy.jp/all）
セブンアンドワイの特徴としては，なんといっても近所のセブンイレブンで商品を受け取ることができることである。他のオンライン書店の場合には，宅配便のサービスを使っていることが多く，自宅に配送した場合などは，留守にしていると入手まで手間がかかることがある。しかし，セブンイレブンでの受け取りの場合には，営業時間内であれば好きな時に取りに行けばよく，ストレスがかからずに本を入手できる。送料は，宅配の

場合は1,500円以上無料，セブンイレブンで受け取りの際は1,500円未満の本を買っても無料である。

他にも様々な会社がオンライン書店を経営しているが，紙数の都合で省略させていただく。

（2）絶版となり，古書でしか手に入らない場合；自分の探している本が絶版の場合でも，手に入れる方法はいくつかある。

・アマゾンのマーケットプレイスで探す（先ほど説明したため，説明は省略する）。

・「日本の古本屋」（http://www.kosho.or.jp/servlet/top）で探す

「日本の古本屋」は，全国の古書店約2,400店が加盟している，日本最大のオンライン古書店の集合である。会員登録をしてログインし，本の書名や著者名で検索をすると，ずらりとその本を在庫している書店名と，本の価格が一覧で表示されるので，比較して注文することができる。クリックして買い物かごに入れ注文を確定すれば，「日本の古本屋」のサイトから該当する古書店に，書名と，あなたの名前や住所を記した注文メールが行くようになっている。あとは，その古書店からの指示に従って取引を進めることになる。たいていの場合は後払いで，注文した本と一緒に郵便振替の用紙が同封され，その振替用紙を使って振り込むようになっている（書店によっては先払いを要求される場合もある）。アマゾンのマーケットプレイスよりは購入や支払いの手続きが面倒だが，特に古い本などはこちらの方でしか見つからない場合が多く，また価格も適正である場合が多い。両者をうまく使い分けるのがよいと思われる。

・AbeBooks（http://www.abebooks.com/）

アメリカの古書店約13,500店が加入している，いわば「日本の古本屋」のアメリカ版である。アメリカの amazon market place で見つからなかったり，高額だったりする洋書は，こちらで探してみるといいだろう。

②図書館で借りたい場合：

基本的には文献の探し方と同じである。自分の近くの大学図書館や公共図書館のサイトを探し（日本図書館協会のリンク集 http://www.jla.or.jp/link/ を利用すると便利である），そのサイトで，蔵書検索であるOPACと，他の図書館の蔵書を調べるWebcatを用いて検索すればいい。その図書館になくてもILLで取り寄せてくれたり，必要な部分だけコピーしてもらえる。また，私立大学の図書館など一般には非公開の図書館であったり，さらには外国の図書館であっても，自分の近くの図書館長から図書館長名と公印の入った「閲覧紹介状」を出してもらい，自分でその本を所蔵している図書館に堂々と乗り込んで行って必要な部分だけコピーを取ることも可能である（ほとんどの公立図書館は，こうした用途に備えて日本文と欧文の紹介状を用意している）。

2）ある分野の本を探しているが，具体的な書名まで判明していない場合

一番簡単なのは，図書館の「レファレンスサービス」を使うことである。レファレンスサービスとは，図書館の利用者の調べ物をサポートするサービスのことで，あまり知られていないことかもしれないが，どの図書館でもこのサービスには非常に力を入れている。具体的には，図書館のカウンターに行って司書さんに尋ねるだけでいい。その場で即答できない場合は，何日かけてでも調べてくれる。もちろん無料である。

わざわざ図書館まで出かけなくても，たとえば東京都立図書館（http://www.library.metro.tokyo.jp/16/index.html）では，電話，手紙，Eメールでもレファレンスサービスを受け付けている。基本的には都内在住・在勤の人に対してのサービスであるが，東京都についての質問であれば，都外からでも受け付けている。他県の人は，自分の家の近くの公共図書館のサイトにアクセスして，同様のサービスをしていないか調べてみるといいだろう。多少古いデータではあるが，実践女子大学図書館のサイト（http://www.jissen.ac.jp/library/frame/digiref.htm）には，ウェブ上でレファレンスサービスを行っている図書館の一覧が載っている。

司書さんに尋ねる前に自分で調べてみたいという人は，Webcat Plus（http://webcatplus.nii.ac.jp/）を使ってみよう。Webcat Plusとは国立情報学研究所（NII）が提供するサービスで，大量の情報の中から人間の思考方法に近い検索技術であ

る「連想検索機能」を使って，必要な図書を効率的に探すことができるシステムである。Webcat Plusの特徴は，検索窓に入れる文章が長ければ長いほど，求める情報をもった本に近づく可能性が高くなることである。

　また，何冊か情報検索の入門書を読んでおくのも，役に立つものである。末尾に参考文献として列挙しておくので，気に入った本があったら読んでみていただきたい。

　3）特殊な分野の本や論文を探している場合

　特殊な分野の本や論文を探している場合には，直接その分野の図書館のサイトにアクセスするという方法もある。たとえば，筆者は，専門である司法精神医学関係の文献を探す場合にはいつも「矯正図書館」(http://www.kyousei-k.gr.jp/library/) を利用している。この図書館は，ホームページによれば，「犯罪者・非行少年の処遇や，犯罪の予防に関わる分野を中心にした，刑事政策・矯正の専門図書館」で，この分野の文献を探している人は，誰であっても利用できる。文献の複写もオンラインで依頼できて，郵送もしてくれる（料金は郵便振替で後払い）ので，非常に便利である。他にも，週刊誌の記事を調べたければ「大宅壮一文庫」(http://www.oya-bunko.or.jp/)，戦後の性風俗やSM・フェティシズム関係のことが調べたければ「風俗資料館」(http://pl-fs.kir.jp/pc/index.html) など，そこにしかない資料を集めた特殊な図書館がいろいろある。詳しくは，「ACADEMIC RESOURCE GUIDE リンク集―専門図書館」(http://www.ne.jp/asahi/coffee/house/ARG/library.html) などを参照していただきたい。

文　献

1) 千野信浩：図書館を使い倒す！新潮新書, 2005.
（週刊ダイヤモンドの記者という，図書館利用者の立場から書かれた本。新書版の図書館利用法・情報検索を扱った本のなかでは，もっとも新しいものの一つで，また，図書館を徹底的に使うためのコツが具体的に書かれており，参考になる）

2) 井上真琴：図書館に訊け！ちくま新書, 2004.
（大学図書館に勤める著者が，こういうふうに図書館を利用してほしいという思いで書いた本。図書館員ならではの，よりディープな情報が載っている）

3) 実践女子大学図書館編：インターネットで文献検索2004年版. 日本図書館協会, 東京, 2004.
（大学が出している文献検索・情報検索の本は何冊かあるが，その中でも新しく，網羅的な本。英語の情報だけでなく，様々な言語で書かれた情報へのアクセスの方法が書かれており，参考になる）

4) 長澤雅男, 石黒祐子：新版問題解決のためのレファレンスサービス. 日本図書館協会, 東京, 2007.
（レファレンスサービスを行う側の，図書館員のために書かれた本であるが，自分で図書館のレファレンスサービスに頼らず，情報検索をしてみたい人にとっても非常に役立つ本）

5) 大串夏身：チャート式情報アクセスガイド. 青弓社, 東京, 2006.
（文献，図書に限らず，情報一般の探索法について書かれた本。一度通読しておくと役に立つ）

　編集部より：本文中に引用されたリンクは星和書店のホームページ (http://www.seiwa-pd.co.jp) からすべてリンクされていますのでご利用ください。

精神科医のためのインターネット利用ガイド

第5回　精神科診療におけるインターネットの使い方①

仙波　純一*

はじめに

　診察机の上には，仕事の合間の調べごと用にいくつかの資料などが並べてあるのが普通であろう。ハンドブックや資料集などはたいてい大部で，むかしの電話帳のような厚さがあって検索するのも容易でない。しかもかなり高価である。実はこれらの情報の大部分は，インターネット上で公開されている。たとえば薬品の添付文書は，以下に述べるようなホームページ（HP）からダウンロード可能である。机の端にインターネットに接続したコンピュータがあれば，わざわざ大部の添付文書集のページをたぐる必要はない。また，これは診察の合間に読むものではないかもしれないが，内外のいろいろなグループから発表されている診療ガイドラインやアルゴリズムもインターネット上で参照できる。国ごとに使える薬物や医療システムが異なるためか，少しずつ内容が異なるのが興味深い。ガイドラインやアルゴリズムも結局は相対的なものであることもわかる。

1. 医薬品情報の探し方

　薬のパッケージに同封されている添付文書は下記のHPから入手できる。財団法人日本医薬情報センター医薬品情報データベース（http://database.japic.or.jp/）からは薬のパッケージに同封してある紙片がそのままPDFとなったものがダウンロードできる。ただし検索機能に融通がなく，少しでも薬物名を間違えると見つからないのが欠点である。一方，医薬品検索イーファーマ（http://www.e-pharma.jp/）の方が検索機能は進んでいる。添付文書を読みやすく要約したものだけでなく，添付文書そのものも見ることができる。後者はレイアウトが美しく，細かな字が並ぶ添付文書そのものよりもずっと読みやすい。あるいは，医薬品医療機器総合機構の医薬品関連症状のサイト（http://www.info.pmda.go.jp/info/iyaku_index.html）からも検索することができる。

　いずれのHPからも，医療用の医薬品だけでなく，一般用医薬品（OTC薬）の添付文書も見つけることができる。OTC薬の過量服用などの場合，薬品名から成分を知る手助けにもなるであろう。

　英文でもかまわなければ，より詳しい薬の情報は米国のRxList（http://www.rxlist.com/）のHPから得ることができる。項目別に情報が整理されているので読みやすいが，かなりの量がある。このHPは病気の説明や医学辞書なども備えている。同様に英国ではMedicines.org.uk（http://www.medicines.org.uk/）内のelectric Medicines Compendium（http://emc.medicines.org.uk/）から，患者向けと医療者向けの両方の医薬品情報を得ることができる。当然どちらの海外サイトも自国で販売されていない薬品については掲載されていない。

　薬物副作用の緊急情報は医師会経由でも送られてくるが，上記の医薬品医療機器総合機構の緊急安全性情報（ドクターレター）サイトにも掲載されている（http://www.info.pmda.go.jp/kinkyu_anzen/kinkyu_index.htmll）。最近ではタミフル服用後の異常行動について発信されている。登録すると自動のメールサービスも受けられる。

---

*さいたま市立病院総合心療科
　〔〒336-8522　埼玉県さいたま市緑区三室2460〕
　Jun'ichi Semba, M.D., Ph.D.: Department of Psychiatry, Saitama City Hospital. 2460 Mimuro, Midori-ku, Saitama-shi, Saitama, 336-8522 Japan.

2. 診療ガイドラインの入手法

精神科の診療ガイドラインは国内外を問わず数多く公表されている。しかし，わが国では必ずしも無料で入手できないのが残念である[注]。日本医療機能評価機構（http://www.jcqhc.or.jp）が行っている医療情報サービスであるMinds（Medical Information Network Distribution Service；http://minds.jcqhc.or.jp/）では，厚生労働科学研究費補助金の援助に基づいて行われた診療ガイドラインの一部を閲覧することができる。精神医学関連では現在はアルツハイマー型痴呆（HP記載のまま）（http://minds.jcqhc.or.jp/G0000029_0001.html）だけである。なお，Mindsは登録すると（無料）より詳しい情報を得られるようになる。

東邦大学医学メディアセンターのHP内には，診療科ごとに診療ガイドラインをまとめたサイトがある（http://www.mnc.toho-u.ac.jp/mmc/guideline/）。疾患別に整理されており，出版物であればその書誌事項が掲載され，HPがあればリンクされていて，きわめて使いやすく有用である。

海外のガイドラインを探すのであれば，精神科関連はMedScape Psychiatry & Mental HealthのPsychiatry Practice Guidelines（http://www.medscape.com/pages/editorial/public/pguidelines/index-psychiatry）に疾患ごとにまとめられている。より特異的な疾患や患者集団に対するガイドラインを探すには，米国のNational Guideline Clearinghouse（http://www.guideline.gov/）から検索機能を使うことをおすすめする。特定の身体疾患に伴う精神症状などについての多くのガイドラインを見つけることができる。

わが国でも翻訳されていて有名なExpert Consensus Guidelinesは，Journal of Clinical Psychiatryの別冊として刊行されている。上記のMedScapeからも入手できるし，Expert Consensus GuidelinesのHP（http://www.psychguides.com/）からもダウンロードできる。患者とその家族向けの簡略化したガイドラインも同時に入手できる。

アメリカ精神医学会 American Psychiatric Association（APA；http://www.apa.org）によるガイドラインの原文は無料でダウンロードできる（http://www.psychiatryonline.com/pracGuide/pracGuideHome.aspx）。翻訳は医学書院から出版されている。APAのガイドラインは数年ごとに改訂されており，毎年新しい臨床所見をどのように組み込むべきかの議論がなされている。この経緯が疾患ごとにGuideline Watchとして同上のHP上で公開されているのが特徴である。常に改訂していく努力をHP上から眺めることができるだけでなく，医師からの意見をメールで送ることもできるようになっている。

世界生物学的精神医学会 World Federation of Societies of Biological Psychiatry（WFSBP）による治療ガイドラインは，World Journal of Biological Psychiatryに掲載されたものが，http://www.wfsbp.org/treatment-guidelines.html から全文ダウンロード可能である。

各国の精神医学関連学会もガイドラインを発表している。British Association for Psychopharmacology（BAP）はJournal of Psychopharmacologyにうつ病に対する抗うつ薬などの使用ガイドラインを掲載している。この本文はBAPのHPにあるConsensus Statements（http://www.bap.org.uk/）から入手できる。現時点では，うつ病，双極性障害，依存症，不安障害，認知症，ADHDのみで，統合失調症についてのガイドラインは未発刊である。その他，Canadian Network for Mood and Anxiety Treatments（CANMAT），スコットランド大学間ガイドラインネットワーク（Scottish Intercollegiate Guidelines Network：SIGNT），オーストラリア・ニュージーランド精神医学会（The Royal Australian and New Zealand College of Psychiatrists：RANZCP）の治療ガイドラインも，それぞれ http://www.canmat.org/, http://sign.ac.uk/guidelines/index.html, http://ranzcp.org/publicarea/cpg.asp から入手可能である。ただし，CANMATからは，現時点では文字通りにうつ病と双極性障害のガイドラインのみである。RANZCPからは患者向けの小冊

注：講座担当者会議による統合失調症や気分障害についてのガイドラインは医学書院から，厚生労働科学研究費補助金による摂食障害，PTSD，睡眠障害などのガイドラインは「じほう」社から書籍として出版されている。

子がPDFとしてダウンロード可能である。

英国国営医療サービスNational Health Service（NHS）の運営するNational Institute for Health and Clinical Excellence（NICE；http://www.nice.org.uk/）では医療者と患者向けのガイドラインを公開している（http://www.nice.org.uk/guidance/）。数多くの疾患を網羅しているが，割合としては精神科領域もかなり充実している。National Library of Guidelines Specialty Library（http://www.library.nhs.uk/guidelinesfinder/）からも検索できる。NICEでは同時に講演用のパワーポイントファイルなども公開している（http://www.nice.org.uk/usingguidance/implementationtools/slidesets/）。

3．治療アルゴリズムの入手法

精神科診療アルゴリズムの国際共同研究をしているInternational Psychopharmacology Algorithm Project（IPAP；http://www.ipap.org）では，登録後にlogin（無料）すると，統合失調症，PTSD，全般性不安障害（GAD）などの各国のガイドラインを閲覧できる。国際的なコンセンサスによるものなので，わが国の慣習的な治療手順とはかなり異なっているのが興味深い。たとえば，GADの薬物療法では抗うつ薬であるSSRIやSNRIが初期段階で推奨されている。わが国の国立精神・神経センターによるPTSD薬物療法アルゴリズムはここ経由でもダウンロードできるようになっている（http://www.ncnp.go.jp/nimh/seijin/algorithm-top.html）。

IPAPと並んでよく引用されるTexas Medication Algorithm Project（TMAP）はTexas Department Health ServiceのTexas Implementation of Medication Algorithms（TIMA；http://www.dshs.state.tx.us/mhprograms/TIMA.shtm）からダウンロードできる。

4．新薬承認の審査過程を知る

新薬の承認過程は必ずしもすべてが公開されているわけではないが，厚生労働省の最終的な意見は医薬品医療機器総合機構（Pharmaceuticals and Medical Devices Agency：PMDA）のHP（http://www.info.pmda.go.jp/）から参照することができる。HPの下部に「医薬品関連情報」という入り口がある（http://www.info.pmda.go.jp/info/syounin_index.html）。ここからさらに「新薬の承認審査に関する情報」を開くと，年度ごとに承認された新薬の審査報告書をPDFでダウンロードできる。最近「日本の新薬—新薬承認審査報告書DB」（http://www.shinsahoukokusho.jp/）ができ，1998年以降の承認審査報告書を検索できるようになった。財団法人日本医薬情報センターの医薬品データベース（http://database.japic.or.jp/index01.html）やUMINの医薬品（医療材料）情報（http://www.umin.ac.jp/practice/pharmaceuticals/）からもリンクされている。

この報告書はかなりの大部ではあるが，臨床前の動物実験でのデータや治験のデータのまとめも読むことができる。薬事・食品衛生審議会薬事分科会でこの薬物に対してどのような意見が出て，製薬会社がどのように答えているかがわかる。よく読むと，これらのやりとりがどのように添付文書に反映されているかも理解することができよう。

5．治験中あるいは治験済みの薬物についての情報

添付文書の入手で説明した財団法人日本医薬情報センター（http://www.japic.or.jp/）から，現在行われているあるいは終了した臨床試験の概要を知ることができる。HP右下の臨床試験情報をクリックすると検索画面が現れる。たとえば，薬品名のところにクロザピンと入力すると，現在2つの臨床試験が進行中であることがわかる。一方，おもに医師が主導して行う臨床試験は，UMIN臨床試験登録システム（http://www.umin.ac.jp/ctr/index-j.htm）から検索できる。

なおhttp://clinicaltrials.gov/からは欧米を中心とした莫大な数の臨床試験の現状を検索できる。

編集部より：本文中に引用されたリンクは星和書店のホームページ（http://www.seiwa-pb.co.jp）からすべてリンクされていますので，ご利用ください。

精神科医のためのインターネット利用ガイド

第6回　精神科診療におけるインターネットの使い方
②便利なソフトの紹介など

小原　圭司*

　第6回の今回は，精神科診療，研究などをするうえで便利なソフトを紹介してみたい。インターネット上で無料で手に入るものを中心とするが，無料では手に入らないが，お金を出すだけの価値のあるものも紹介するというスタンスで記述する。

1．かな漢字変換ソフト用の医学辞書について

　Windowsを使っている人は，IMEという名前の，Windowsに初めから入っているかな漢字変換ソフトを使っている場合が多いと思う。その際，IMEにフリーの医学辞書を導入しておくと，文書作成などの作業効率が格段に良くなる。
　ここでは，筆者の使用している「フリー医学語彙」を紹介する。
　1）「フリー医学語彙」のダウンロード，導入方法
　作者のサイトである，http://www.geocities.co.jp/Technopolis/4306/ に行き，左のメニュー欄から，「医学用語変換辞書」というリンクをクリックする。そこに，Win版ATOK用，Win版IME95用，Win版IME97，IME2000用，ことえり用，Mac版ATOK用，などのリンクがあるので，自分の環境に応じたファイルをダウンロードする。Windows2000，XPの場合はIME2000用を選んでクリックし，ダウンロードすればよい（WindowsXPのIMEはIME2002であるが，IME2000用をインストールしても，問題なく動作する）。辞書の合併方法は，ダウンロードするリンクの右側に，「合併方法の説明画面」のリンクがあるので，そこをクリックして，読んでいただきたい。
　また，同様のフリーソフトに，「一万語医学辞書」（http://www.vector.co.jp/soft/data/writing/se086669.html）もあるので，合わせてご紹介したい。

2．精神科診療上で作成するさまざまな書類の作成支援ソフトについて

　読者の方々は日々実感されていることと思うが，精神科の診療においては，他科に比べてとにかく書類が多い。措置入院，医療保護入院の入院届けに始まり，措置入院者，医療保護入院者の定期病状報告書，退院届，通院医療費公費負担用の診断書，保健福祉手帳用の診断書，診療情報提供書など，書類の山である。そのたびに，膨大な手間を取られる。これをなんとかできないだろうか，というのはどなたも感じたことがおありになるだろう。こういった書類の作成を支援するソフトが，いくつか無料で公開されているので，紹介してみたい。

　A．「PsyScript」
　（財）宮城県地域医療情報センターが作成した，精神科診療関係の書類作成支援ソフトで，精神科関係の医療者は無料で利用できる。
　1）PsyScriptの入手方法
　（財）宮城県地域医療情報センターのホームページ（http://www23.ocn.ne.jp/~mmic/）に行き，「PsyScript 精神科医のための文書管理データベース」と書かれたアイコンをクリックすると，ソフトのダウンロード，パスワードの発行を行うペ

---
*日本精神神経学会英文誌編集事務局
　Keiji Kobara, M.D.: Psychiatry and Clinical Neurosciences Editorial Office.

ージに移行する（そこの注意書きには，「このソフトウェアは精神保健指定医，及び精神保健指定医の監督の元で事務処理を行う方に限り使用することができます」とあるので，その注意書きを守って使用していただきたい）。このページの下の方に，「パスワードの発行」という青い字で書かれたリンクがあるので，そこをクリックすると，自分の名前や，メールアドレス，病院名などを入力するページに移るので，記入してから，「送信」ボタンを押すと，同センターに自分の情報が送られる。数日以内に，パスワードが送られてくるはずである。これは，精神科の医師以外が使用することによる無用の混乱を防ぐためと考えられるので，協力していただきたい。パスワードが送られてきたら，あとは指示に従えば，ダウンロード，インストールはできると思われるので省略する。

　2）PsyScript の使用方法
　PsyScript をインストールしたあと，「スタート」→「プログラム」→「PsyScript」→「PsyScript マニュアル」を選択すると，マニュアルが立ち上がるので，一通り見ていただきたい。特に，「最初の設定」は必ずやっていただきたい。あとは，マニュアルをざっと読んでいれば，直感的に操作できると思われる。医療保護入院者入院届，定期病状報告書，措置入院者定期病状報告書など，全部で10種類の定型文書を作成，保存，印刷することができる。

　3）PsyScript で作成した定型文書を都道府県が受け付けてくれるかどうかについて
　都道府県によっては，PsyScript で作成した医療保護入院者入院届などの定型文書を受け付けてくれないことがあるので注意が必要である。このことに関して，以下の文章が参考になると思われるので，PsyScript のマニュアルの「このソフト」の欄の中ほどにある，「行政との協議―A4版サイズについて」を引用する。

　この後に資料として添付した如く，平成14年11月13日に日本精神科病院協会長から「IT化に伴う用紙変更について」の要望が提出され，（参考資料―A）平成15年2月に厚労省社会・援護局精神保健福祉課長から同会長宛に，障害年金関係の書類を除いて，精神保健医療関係の書類をA4版でIT化したものでよい旨の回答があった。しかし，その文書は行政に対する公式通知ではなかった。（その文書のコピーは各都道府県の日精協支部長に配布されている）平成15年3月14日付けで（障精発第0314001号）各都道府県・各指定都市の精神保健福祉主管部局長宛に，このソフトで作成したようなA4判の文書使用に関する通知が出され（参考資料―B），さらに日本医師会の担当常任理事より各都道府県医師会長宛に，これらに関する周知方依頼の文書が出されている。（参考資料―C）このソフトの書式は，多くの都道府県がこれまで中央から購入して使用している用紙（色付きでA3版）の書式をもとにして若干の変更を加えたものであり，宮城県では既に行政の納得のもとに使用している。この書式は，法的な要件は満たしており，前述のごとく厚労省は既に認めているから各都道府県の行政当局とご協議の上 PsyScript を利用されたい。

　また，同じ，宮城県地域医療情報センターのサイトから，診断書，診療情報提供書，障害者自立支援法医師意見書などが作成できる「MD-Script」というソフトもダウンロードできる。ぜひ使用してみていただきたい。

　B．「精神科患者台帳」
　「精神科患者台帳」は，PsyDB（http://jp.psydb.com/）というサイトにて公開されているフリーソフトである。このソフトは，作者によれば，『「患者のうごきを把握し，日常業務で使用するレポートを作成する」ことを目的としている，電子カルテでもなくレセプトソフトでもない精神科専門業務の隙間を埋めるソフト』であり，大学病院に勤める精神科の医師が作成，公開している。

　1）精神科患者台帳の入手方法
　「入手方法」という青い字のリンクをクリックして，名前，メールアドレス，および，必ず勤務先を記載して，「送信」ボタンを押せば，しばらくするとパスワードが送られてくる（サイトに記載されているように，患者さんなどが興味本位でダウンロードして診断書などを作成するのを防ぐための措置であるので，ご了承いただきたい）。

パスワードが送られてきたら，さきほどのページに戻り，ページの最下部にある，「ダウンロード」という青い字のリンクをクリックする。すると，ユーザー名，パスワードを入力する認証画面が出てくるので，送られてきたユーザー名，パスワードを入れれば，ダウンロードが開始される。あとは，ダウンロードされた zip ファイルを解凍して，出てきた psydb31111.msi というファイルをダブルクリックすれば，インストールが始まる。そのあとは画面上の指示に従っていけばインストールできるはずである。途中で何度かデータベースの更新を促す画面が出るので，そのたびにクリックする必要があるが，データベースを最新版にするための作業なので，<u>インターネットにつながった環境で</u>，データベースの更新を行っていただきたい。

2）精神科患者台帳の使用方法

スタート→プログラム→精神科患者台帳→精神科患者台帳と選択していけば，「精神科患者台帳」が起動される。まず，出てきた画面で「初期設定」をクリックし，自分の所属する医療機関などの必要な情報を入力していただきたい。

次に，自分の患者さんのデータの入力をすることになる。「精神科患者台帳」を起動し，「入院中の患者一覧」「通院（他科入院）中の患者一覧」「すべての患者一覧」のどれかをクリックし，ソフト上部のメニューから，「診療情報（F）」→「診療情報の新規登録（N）」と選択していけば，患者さんの登録をすることができる。

最後に，患者さんの書類を作成，印刷することになるが，それには，「設定とヘルプ」を参照していただきたい。具体的には，pegasus reports (http://www.toxsoft.com/preports/index.html) というフリーソフトを用いて，その都道府県の書式に合わせたテンプレートを自分で作成して印刷することになるが，パソコンの初心者には多少荷が重いかもしれない。

C．「医見書」

「医見書」は，日本医師会が開発した，介護保険制度の主治医意見書や，障害者自立支援法の医師意見書を作成することのできるソフトである。くわしくは，「医見書」のサイト（http://www.orca.med.or.jp/ikensyo/index.rhtml）を参照していただきたい。firebird という無料のソフトを導入したうえで，この「医見書」という無料のソフトを導入すれば完全に無料で利用できるので，ある程度パソコンに慣れている読者は挑戦してみていただきたい。そういった手続きが面倒な人には，インストーラとサポート付きの CD-ROM が有料で販売されている。詳しくは，「医見書サポートサイト」（http://www.orca-support-center.jp/ikensyo/index.html）を参照していただきたい。

D．既定の用紙にドットインパクトプリンタで印刷する

都道府県の精神保健福祉課と協議しても，行政当局が，その都道府県の配布する複写式の書式でしか文書を受け取らない場合もあるだろう。その際には，手書きが嫌なら，既定の用紙にドットインパクトプリンタで印刷するしかない。

Microsoft Office をお持ちの人なら，access か excel で患者さんの情報のデータベースを作成し，そのデータを word のファイルに差込印刷すれば，手持ちのソフトだけで患者さんのデータを管理，印刷できる。「access word 差込印刷」とか，「excel word 差込印刷」などのキーワードでグーグル検索してみていただきたい。参考になるページが見つかるはずである。また，access のレポート機能を使うやり方や，先に述べた pegasus reports を使うやり方もある。しかし，細かい位置合わせが面倒であるため，手間を考えると市販のソフトを使うほうがいいかもしれない。

細かな位置合わせが簡単にできるソフトとしては，代表的なものに，「すごい位置合わせ PRO2」「やさしく PDF に文字入力 PRO v.6.0」の2つがある。両者とも，既定の定型文書をスキャナで取り込み，それを背景にして，自由な場所に文字入力ができるようになっており，ぴったりした場所に文字を入力することができる。データを excel ファイルからインポートして，印刷することも可能である。いずれも，vector のサイト（http://www.vcctor.co.jp/soft/win95/writing/se414201.ht

ml），（http://shop.vector.co.jp/service/catalogue/sr120202/）から体験版をダウンロードすることができるので，興味のある人は試していただきたい。ソフトの購入は，ネット通販などで可能である。注意すべき点としては，いずれのソフトもバージョンがいくつかあるので，データをexcelファイルから読み込みできるPROバージョンを選んだほうが使い勝手がよいということである。

筆者は，「すごい文字合わせPRO2」を使用しているので，このソフトの使い方を簡単に説明してみたい（「やさしくPDFに文字入力」も使い方はほぼ同様である）。まず，「すごい文字合わせPRO2」を立ち上げ，都道府県の定型文書（医療保護入院者の入院届など）を手持ちのスキャナでスキャンし，このソフトにその画像を取り込んだあと，自分が文字などを入力したい部分にどんどん入力用の枠を作っていく（このソフトでは，入力用の枠を作ることを「文字オブジェクトの作成」と呼んでいる）。定型文書には，「男 女」というふうに，どちらかを選んで丸をつけるところや，あてはまる数字に○をつける所もあるが，そこも入力したいようなら，入力用の枠を作っておいて，「○」という記号を入力するようにすればいい。

入力用の枠を作り終わったら，今度はデータベースの作成である。ソフト上のメニューで，「データ→新規作成」を選ぶと，表を作る画面になるので，とりあえず250×250ぐらいの表を作っておく。自分の作った入力用の枠の数に合わせて，患者ID，氏名，フリガナ，男，女，生年月日の年号，年，月，日，年齢，などを一番上の列に書いて，2列目以降にデータを入力してみよう。

次に，自分で作った入力用の枠（作成した文字オブジェクト）と，いま作った（あるいは読み込んだ）表とをリンクさせる作業が必要になる。そのために，作成した文字オブジェクト上で左クリックして，画面上のメニューから「オブジェクト→属性設定」を選択し，出てくるメニュー画面の，「DB項目」の中で適当な列を選択すればいい。この作業を，作成した文字オブジェクトの数だけ繰り返すと，作成した文字オブジェクトごとに，表のなかのどの項目と関連付けられているか

が決まった状態になる。

最後は印刷である。表の中で，2列目以降の印刷したい行にだけチェックを付け，印刷を開始すると，その人数分だけのページが印刷される。都道府県の用紙は複写式なので，ドットインパクトプリンタを使用することになる。ちなみに筆者の場合は，措置入院のA3の用紙にも対応できる，OKI MICROLINE A3モノクロ横ドットインパクトプリンタ MICROLINE80HU という機種を使っている。こういったプリンタも，ネット通販などで比較的安価に手に入れることができる。

また，このソフトには，印刷位置が微妙にずれる場合に，そのずれを補正する機能も実装されているので，くわしくはマニュアルを見ていただきたい。

3．診療用のマニュアルなど

筆者が研修医だった頃は，当直で泊まりこむ晩などには，「研修医当直マニュアル」や「治療薬マニュアル」といった本を山のように鞄に詰め込んで移動したものであった。最近では，こういったマニュアル類も電子化されているものが多く，パソコンやPDAがあれば簡単に閲覧できる。有料ではあるが，診療上有用であるので，紹介してみたい。

A．パソコン用のソフト，「今日の診療」「治療薬マニュアル」について

いずれも医学書院から出されている電子化されたマニュアルである。「今日の診療」は，「今日の治療指針（複数年度版）」「今日の診断指針」「今日の整形外科治療指針」「今日の小児治療指針」「救急マニュアル」「臨床検査データブック」「治療薬マニュアル」が収録されたベーシック版と，それに加えて，「新臨床内科学」「内科診断学」「今日の皮膚疾患治療指針」「医学書院医学大辞典」が収録されたプレミアム版がある。冊子体に比べてのメリットは，軽量であること以外に，複数の冊子にまたがって同じ単語を検索できることなどがある。DVDなどの媒体でも提供されるが，ウェブ上で月額制で課金されるweb版もあるので，ご自身の利用状況に応じて使い分けていただ

きたい。

　　B．PDA用のソフト，「今日の治療薬」などについて

　パソコンを持ち歩くのが面倒という向きには，PDA用のソフトも用意されている。たとえば，ジェイマックシステムが運営するm2plus (http://www.m2plus.com/) というサイトからは，PDA用の，「今日の治療薬」「当直医マニュアル」「外来医マニュアル」「イヤーノート」など，たくさんのソフトが発売されている。詳しくは (http://www.m2plus.com/mproducts/index.html) を参照していただきたい。

　上記のソフトが使えるPDAとしては，iPACやAdvanced/W-ZERO3［es］（通称アドエス）などがある。アドエスはPHSとしての通話やインターネットサイトの閲覧もできるPDAとして人気があり，<u>PHSとしての月額使用料も，病院に勤めていれば「ハートフルプラン」という名前で割引がある</u>。また，新品にこだわらない場合は，ヤフーオークションなどで，筐体（いわゆる「白ロム」）を安く手に入れることもできる（回線を契約しなくても，PDAとしての使用には差支えはない）。

　4．研究上有用なソフト

　研究上有用なソフトについては，「研究留学ネット」というサイト (http://www.kenkyuu.net/) に非常によくまとまっているので，ぜひ参考にしていただきたい。以下，項目ごとに簡単に解説を加えたい。

　1) 引用論文の管理ソフト

　論文を作成する際に面倒なことの1つは，引用論文の管理だろう。投稿する雑誌の規定に合わせて書式を変えたりと，いろいろ大変である。こういった引用文献の管理に有用なソフトの代表として，EndNoteや，RefWorksなどがある。上記の

サイトの以下のところに情報がよくまとまっているので，参照していただきたい (http://www.kenkyuu.net/comp-soft-02.html)。

　また，同じサイトに，EndNoteに医中誌のデータを読み込む際に不具合が生じる問題について，対応の仕方が書かれているので，参考にしていただきたい (http://www.kenkyuu.net/computer-16.html)。

　また，このサイトの著者は，PubMedで検索した文献を，簡単に参考文献リストに変換できるソフトである，PubList Makerというフリーソフトも開発している (http://www.kenkyuu.net/computer-07.html)。

　レビュー論文などで，非常にたくさんの文献を管理するというのでなければ，このソフトで充分かもしれない。

　2) 統計ソフトについて

　統計ソフトについても，上記のサイトによくまとまった解説があるので，興味のある方はご一読いただきたい (http://www.kenkyuu.net/comp-soft-01.html)。

　ここに，有料ソフトとならんで無料で利用できる統計ソフト，「R」が紹介されているので，無料の統計ソフトを探している人は利用してみてもらいたい。

　5．おわりに

　今回は，精神科の診療，研究に有用なソフトを，フリーソフトを中心として紹介した。こうしたソフトに患者さんのデータなどを入力する場合は，特に情報の流出に気を付けていただきたい。連載第1回目にご紹介したように，データを保存する際には，「アタッシェケース」などの暗号化ソフトを利用し，USBメモリに入れ，職場から持ち出さないなど，充分に注意していただくようお願いする。

精神科医のためのインターネット利用ガイド

第7回　メーリングリストで情報交換

福田　倫明[*]

　インターネット上の医学情報はウェブサイトを通して提供されるものがほとんどである。今回はウェブとは異なり，電子メールを使った情報交換手段である「メーリングリスト」を用いて医学知識を入手し，自己研鑽する方法に焦点を当ててみたい。

1. メーリングリストの特徴と利点
1）「プッシュ型」の情報提供
　ウェブサイトは自分からアクセスしなければ情報は得られない。一方電子メールは日常のメールチェックさえしていれば，ひとりでに情報が送られてくる。ウェブのような情報提供の方法を，自分から積極的に情報を「引っ張り出す」という意味で「プル型」と呼び，メーリングリストのように一度登録すれば自動的に情報が自分宛に「押し出されてくる」ものを「プッシュ型」と呼ぶ。
　プッシュ型・プル型にはそれぞれの利点があり，たとえば不要な情報まで押し付けられる可能性があるのはプッシュ型の欠点と言える。しかし電子メールソフトの振り分け機能などを使えば情報の取捨選択は容易であり，むしろ自分から探しに行かなくても情報が自動的に届けられるのは多忙な臨床家にとっては有難いことである（新聞に例えると，プル型の情報取得とは毎日駅の売店でわざわざ新聞を買うようなものであり，プッシュ型の情報取得とは毎朝家に配達してもらう方法である。気軽に情報を入手するにはどちらが便利だ

ろうか？）。
2）臨床家の生の声が聞ける
　活発なメーリングリストでは，相互研鑽という共通の目的の下に参加者間に共同体意識が生まれ，仮想コミュニティが形成される。学会場でのフォーマルな議論と比べて，気張らずに意見交換しあえるのもメーリングリストの大きな魅力である。
　われわれは大学や病院の医局で，顔見知りの先輩や後輩の間で教えたり教えられたりしながら臨床家として成長してきた。こうした現場での相互研鑽も，メーリングリストを使えば，一つの大学や病院という枠を越えることができる。メーリングリストは，いわば全国規模，世界規模のバーチャル医局を出現させるのである。
　特定の大学や病院の中だけにいると偏ってしまいがちな臨床知識も，メーリングリストに参加していれば，別の大学や他国の臨床家の知識や考え方に触れることができ，目から鱗が落ちる経験をすることもしばしばである。学術誌上ではまだフォーマルに発表されていない臨床知識，新薬開発の動向などにも触れられるので，同僚に先んじて情報通になれることは間違いない。
3）無料であること
　大学の設備を利用して運用されているものや，Yahoo! やGoogleなどインターネットポータルのサービスを利用しているものがあるが，基本的にはすべて無料で参加できる。情報を提供するのは特定の国の機関や企業ではなく参加者相互であるから，メーリングリストでどれだけ勉強したとしても無料である。
　得られる知識の量と比較すると，これほど効率の良い自己研鑽の手段はないだろう。

---

[*]東京大学学生相談ネットワーク本部精神保健支援室
〔〒113-8654　東京都文京区本郷7-3-1〕
Rimmei Fukuda, M.D.: Mental Health Support Unit, Division for Student Counselling, The University of Tokyo. 7-3-1, Hongo, Bunkyo-ku, Tokyo, 113-8654 Japan.

4) 積極的に投稿するもよし，ただ読むだけでもよし

参加してすぐに投稿をするのは勇気がいるが，しばらくメーリングリストに参加して雰囲気がつかめると，自分でも投稿して意見を述べたり質問したくなるのは自然である。このようにすべての投稿メールを熟読し，活発に参加すれば最も得るものが大きいが，このような活発な参加者は全体のおおむね1～2割程度と想像される。

残りは，自分では投稿しないがメールを読んで勉強している人と，参加登録はしたが多忙などの理由で全くメールを読んでいない人とに分けられる。後者は事実上の退会であり参加しているとは言い難いが，前者のようにメールを読んでいるだけでも十分に勉強することはできる。

筆者の場合，後述する海外のメーリングリスト（英語）を愛読しているが，英語の読解力や多忙などの理由から常に積極的な参加を続けることは難しく，活発に投稿する時期と全く読んでいない時期とがある。しかしメーリングリストは自由参加であり，読めないからといって他の参加者に迷惑がかかるわけではないので，自分の余裕に合わせて参加形態を柔軟に変えられることも利点という見方ができる。

もちろん，電子メールであるから好きなときに読み書きすればよく，時間的な拘束もない。

5) 知人が増える，英語が上達する

メーリングリスト参加の第一の目的は自己研鑽だが，仮想的な職業コミュニティに参加することになるので，メーリングリストを通じて同業の知人が増え，患者を紹介しあったり，実際に学会でお会いしたり，仕事を一緒にすることになったりなど，さまざまな仕事上の人間関係の広がりが生まれる。

英語のメーリングリストを熟読していれば，英語圏の臨床家が現場で使う（論文で見るのとは一味違う）口語体に近い英語表現に，日本に居ながらにして触れることができる。これは将来学会や留学などで海外の臨床家と会話するときに役立つだろうし，日本に居ても外国人患者を英語で診療するときに役立つだろう。

表1 psycho-pharmメーリングリストのトピック抜粋（2008年3～5月）

Antidepressants and rapid cycling in March AJP—29通
  （AJP三月号掲載の抗うつ薬と急速交代について）
Severe OCD in setting of PANDAS-treatment options?—7通
  （PANDASにおける重症OCD—治療選択肢は？）
hyperprolactinemia—16通
  （高プロラクチン血症）
clozapine-related blood dyscrasias—8通
  （clozapineによる造血障害）
SSRIs and suicide—14通
  （SSRIと自殺）
use of mood stabilizers and antidepressants—14通
  （気分安定薬と抗うつ薬の使い方）
high dose seroquel—5通
  （高用量のSeroquel®）
Opiates for Depression/OCD—20通
  （うつ病・強迫性障害合併例への麻薬投与）
Paranoid delusions in Alzheimers patient—11通
  （アルツハイマー患者の妄想症状）
ADHD and atypicals—23通
  （ADHDへの非定型抗精神病薬投与）
Glucophage（metformin）and antipsychotic weight gain—19通
  （抗精神病薬による体重増加へのmetformin投与）
SSRI anorgasmia—18通
  （SSRIによるオーガズム障害）
Lithium and elevated TSH—10通
  （リチウムとTSH上昇）
Any standard scale for Suicidal Ideation in children?—7通
  （小児の希死念慮の評価尺度はありませんか？）
15 year-old girl with anorexia—6通
  （拒食症の15歳女子例）
Oxcarbazepine and pregnancy—11通
  （妊婦へのoxcarbazepine投与）
Borderline and/or Bipolar：One or two disorders?—11通
  （境界例と双極性障害は同一疾患か否か？）
Agoraphobic to the dentist—8通
  （歯医者に空間恐怖を示す症例）

2．海外のメーリングリストに参加してみよう

筆者が10年来購読しており，海外でも最も評価の高いメーリングリストの一つ，psycho-pharmメーリングリスト（英語）へ参加する方法について，具体的に解説する。

1) psycho-pharm メーリングリストとは？

精神科薬物療法を主題とした国際的なメーリングリスト。アメリカを中心とした世界40ヵ国以上の精神科臨床家（医師，心理士，看護師，ケースワーカーなど）が参加しており，参加者総数は2,000名を超える。参加するには精神科医療関係

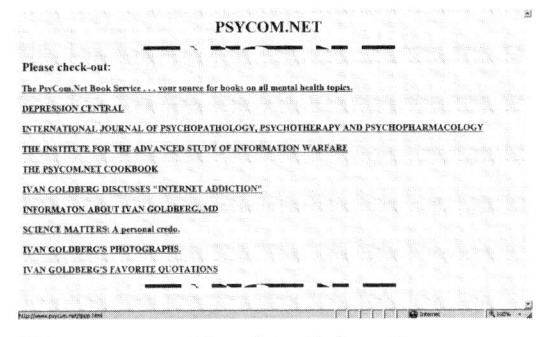

図1 psycom.netのトップページ（http://www.psycom.net/）。ただし、ここにはpsycho-pharmメーリングリストに関する情報はない。

```
Dear Dr Goldberg,

I am a Japanese psychiatrist and would like to
join the psycho-pharm mailing list. I graduated
from Heisei University in 1998 and am current-
ly working for Saitama Central Hospital.
Thanks for your attention.

―――

Dr Ichiro SUZUKI <ichiro@saitamahosp.net>
Department of Psychiatry, Saitama Central Ho-
spital
1-23-4 Midori-cho, Saitama, Japan
```

図2　参加依頼メールの例文

者であることが必要で，一般人の参加はできない。

　インターネット黎明期の1990年にニューヨークの精神科医Ivan Goldbergによって立ち上げられた。特定の企業との関係は一切なく，参加は無料である。

　現在，一日に配信される電子メールの量は平均10〜20通である。

　2）どんな話題が議論されているのか？

　具体的に見てもらう方がわかりやすいだろうから，2008年3〜5月のメールから題名とスレッドのメール数を一部拾ってみる（表1（訳は筆者））。

　日本では未発売の薬（clozapine，oxcarbazepine）についての話題も一部含まれているものの，多くの話題が我が国の臨床家にとっても関心の高いものであることがおわかりいただけただろうか？

　欧米で実証された治療法は，英文学術誌での発表を経てから1〜3年程度は遅れて日本の臨床に徐々に浸透してゆくことが多い。筆者はこのメーリングリストにより欧米の臨床現場の動向にいち早く触れることができ，日本にまだ本格的に治療が持ち込まれる以前に，最新の知識を日常臨床で生かすことができたのも大きな利点であった。

　3）参加したいが，ホームページがない？！

　かくも評価の高いメーリングリストであるにもかかわらず，このメーリングリストには登録窓口となるホームページはない。管理者であるIvan Goldberg医師のホームページは http://www.psycom.net/ にある（図1）が，ここにはうつ病などについての学術知識がまとめられているものの，メーリングリストについて何も記されていない。

　このメーリングリストの評判は，臨床家の間で口づてで伝えられているものと思われる。登録窓口も明らかでないのに，口づてだけでこれだけの参加者数と活動性を保っていることからも，いかに評価の高いメーリングリストであるかがわかる。

　4）管理者にメールを書こう

　そこで，参加するには管理者にメールを書くしか方法がない。Dr. Ivan Goldberg（電子メール psydoc@psycom.net）は大変気さくな方なので，安心してメールを出すとよい。英語に自信のない方のために，例文を示す（図2）。メーリングリストに参加したり，外国人とメールでやり取りする場合は，自分の英語が多少間違っていても気にしない心構えが大切である。

　メールの書き方のポイントとしては，相手方も多忙であろうことに配慮して，無駄な挨拶や冗長な自己紹介を避けつつ，かつこのメーリングリストの参加条件である，精神科医療関係者であることを簡明に示すことである。もし読者が大学に所属している場合はac.jpドメインのメールアドレスを用いるとわかりやすいが，どんなアドレスでも参加は可能である。

　もし1〜2週しても返事が来ない（登録されない）場合は，メールが紛れてしまった可能性があるので遠慮せずもう一度送ることである。

5）メール管理のコツ

メーリングリストに参加すると沢山のメールが舞い込むようになる。前述したように忙しくてすぐに読む時間がない場合はどんどん受信箱に溜まっていき，やや面倒なことになる。そこで筆者は電子メールソフトの「振り分け（フィルタ）機能」を用いて，届いたメールはすぐに受信箱とは別の「未読フォルダ」に振り分けている。そして，時間があるときに読み，読み終わったメールはまた別の「既読フォルダ」に移動している。仕事が忙しい時は2，3ヵ月分溜めてしまうこともある。

6）その他のメーリングリスト

Ivan Goldberg医師はpsycom.netというドメインで他にも10以上の主題の異なるメーリングリストを運用しているが，参加者数や日常のメールのやり取りの量，有益性などから言ってpsycho-pharmメーリングリストが群を抜いている。

小児精神医学領域における薬物療法のメーリングリストとしてはchild-pharm@googlegroups.comがある。参加するにはGoogleにアカウントを作成してログインし，http://groups.google.com/groups/Child-Pharmにアクセスする。こちらも参加は招待制となっているため，画面の「参加をオーナーに問い合わせる」というリンクをクリックし，オーナー（管理者）に上述の例を参考に参加したい旨のメールを送るとよい。

ここまで臨床精神医学に限って例を挙げてきたが，もちろん神経科学，神経画像学，分子遺伝学などの研究分野では，メーリングリストを使って研究者同士の情報交換は活発に行われている。

3．メーリングリストを上手に運用するには

筆者はこの他にも国内外の多種多様なメーリングリストに参加してきた。その中で有益なものとそうでないもの，活発なものとそうでないものがあった。これからメーリングリストを利用したり，自分でも立ち上げることを考えている読者のために，メーリングリストを成功させる秘訣について考えてみた。

1）管理者の役割の重要性

メーリングリストをどんな目的で，どんな方針で運用するかを決めるのは，メーリングリストを立ち上げる管理者である。また実際に運用が始まってからも，メーリングリストの方向性を決めるのは管理者である。学会における座長の役割，スポーツにおける監督の役割，交響楽における指揮者の役割だと考えれば，いかに管理者の仕事が重要であるかがわかるだろう。

端的に，成功しているメーリングリストとそうでないメーリングリストは管理者の技量いかんによるのだ，と言っても決して過言ではない。

2）良くないメーリングリストの例

ⅰ）メールのやり取りがほとんどないメーリングリスト：これはもはや意見交換の場として機能していない。やり取りが少ないには様々な理由があろうが，内容がなければ参加者も集まらないし，メールが来なければ参加者からも忘れ去られてしまう。

ⅱ）一方的に情報が配信されるメーリングリスト：参加者はほとんど発言せず，管理者など一部の人のみが一方的に情報を配信するリスト。意見交換ができるというメーリングリストの特徴を生かしきれておらず，情報が一方通行であるという点についてはウェブなどのプル型の情報提供と変わらない。

ⅲ）管理者の個性が強すぎるメーリングリスト：管理者の手腕が重要であることは先に述べたが，管理者の発言や制御が過度になると，参加者の自由な発言が妨げられてしまう。管理者は常に参加者の自由で有意義な発言を促進するような場を提供することに努めなければならない。

ⅳ）雑談に対して寛大すぎるメーリングリスト：インターネット上かそうでないかにかかわらず，真摯な議論では主題を絞ることが非常に重要である。一方，適度な雑談（オフトピック）は気分転換にもなり，議論の集中により硬直しがちな視点を柔軟にする上でも有益である。真摯な議論と雑談との関係は，たとえて言えば「勉強時間」と「休憩時間」のバランスと考えるとよい。勉強ばかりしていても効率が悪いが，休憩が多すぎるのでは問題である。

ⅴ）慰労会のようなメーリングリスト：本来は学術的な相互研鑽を目的として立ち上げられていながら，学術的な話題についての投稿がきわめて

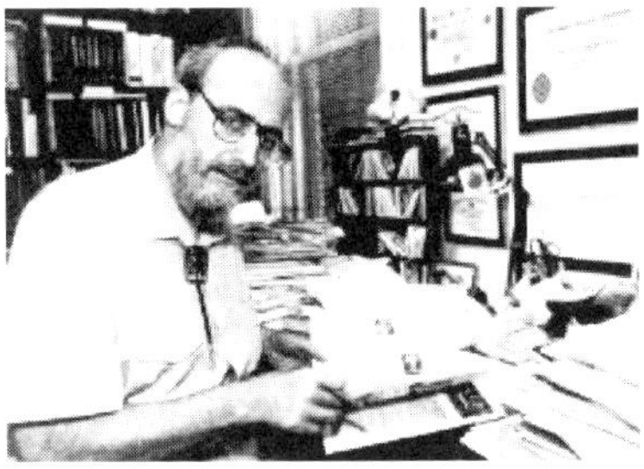

写真1 psycho-pharmメーリングリストの主宰者，Ivan Goldberg医師（http://www.psycom.net/より転載）

少なく，参加者間の相互親睦のためのやり取りに終始しているだけのものである。「議論下手」の日本人が運営するメーリングリストにはこのタイプがきわめて多い。仮に誰かが話題を投稿することがあったとしても，投稿者の苦悩に対して他の参加者が共感と慰めの言葉をかけるようなやり取りのみが往来する。学術的な考察や情報提供は少なく，研鑽の場としてはほとんど役立たない。

　3）参加者を限定すること

　主題の限定と同様，参加者のタイプも限定したほうがよい。医療においてはサービス提供者（医療関係者）とサービス利用者（患者，家族）とがおり，両者の意見交換により得るものも大きいことは言うまでもない。しかし，提供者と利用者とが意見交換を行うメーリングリスト，利用者間のみで意見交換を行い自助グループとしての機能を果たすメーリングリスト（掲示板なども含む），医療関係者同士が自己研鑽と相互研鑽のために情報交換を行うメーリングリストは，それぞれ目的が異なるため，別々に存在したほうが効率が高いと考えられる。

　4）参加者が匿名ではだめ

　インターネットでは各種掲示板などにおいて匿名による情報交換が活発である。しかし真偽の不明な情報や，感情的な発言，無責任な発言などが横行しやすく，学術的な研鑽を行うには適しない。そもそも学術研鑽において，匿名でしか語れないような真実というのはそれほど多くないと思われる。

自らのアイデンティティを明らかにすることで，参加者は自己の発言に十分に責任を持つようになる。参加者にとって有益なのはこのような情報である。

　5）管理者はどう運用すべきか

　先述のpsycho-pharmメーリングリストが10年以上にわたり高い評判を維持できているのは，ひとえに主宰者であるIvan Goldberg医師（写真1）の管理手腕によるものである。

　まず主題を「精神科薬物療法」に限定しており，精神科領域の中でも薬物療法に特に関心が高い人が集まっている。具体的症例の治療に関する話題では，精神療法的な側面に議論が及ぶこともあるが，過度にオフトピックな議論が続くとGoldberg医師が「psycom.netの他のメーリングリストに移ってそちらで議論するように」と参加者に指示している（psycom.net上には，精神療法や他の四方山話を議論するためのメーリングリストも用意されている。これらの話題にも興味がある人は，他のメーリングリストにも同時に参加すればよい）。

　また頻度はきわめて少ないが，参加者同士が感情的なやりとりを始めた場合，機を見て「その話はもう終わりにしてください」などと管理者の権限で議論を打ち切らせる。学術的メーリングリストにふさわしくない独善的な投稿を繰り返す参加者がいた場合には，管理者が強制的に退会させることもある。

　このようにしてpsycho-pharmメーリングリストは，学術研鑽の場としての健全性を保ってきた。

4．筆者のメーリングリスト運用体験

　かくいう筆者自身も1998年から2006年までj-psychという名のメーリングリストを自らが主宰し運用していた。現在運用は休止しており，再開の予定はない。8年間の運用体験で様々な反省点があるので，これからメーリングリストを運用しようと考えている読者のために，最後にそれらを述べて結びとしたい。

　1998年にメーリングリストを開始した理由は，psycho-pharmメーリングリストに強い感銘を受

け，日本語で議論できる同様なメーリングリストを作りたいと思ったからである。運用方針はほぼpsycho-pharm メーリングリストに倣い，参加者を医療関係者だけに限定した。立ち上げにあたっては，入り口となるホームページを公開しただけで，雑誌・書籍・学会などで参加の勧誘は一切行わず，検索エンジンと口づてだけで参加者を集めた。参加者数は一時200名を超えたが，発言数は思ったように伸びなかった。主な理由は日本人の「議論下手」に由来すると今でも考えているが，メーリングリストを活性化させるため，主宰者自ら自分の経験を投稿することが多くなり，管理者である筆者の発言数が多くなりすぎてしまった。当初は，議論の場の提供という管理者としての役割に徹するつもりだったが，始めてみると管理者の個性が色濃く出てしまう悪いメーリングリストの見本のようになってしまった。

またメーリングリストを自分のコンピュータ（サーバ）上で運用していたため，コンピュータ自体の管理にも多大な時間が取られてしまったことも問題であった。8年間の間に機器の故障やシステムの更新などのために何度かメーリングリストが中断され，新しく作り直さなければならなかった。2006年に運用休止した理由も，機器のトラブルが原因であるが，8年間の反省を踏まえていったん休止を決意した次第である。

本稿を最後までお読みいただいた読者には，筆者の反省を参考に，ぜひ日本語で有意義な議論ができるメーリングリストを立ち上げていただきたいと切望している。

　編集部より：psycom.net は星和書店ホームページからもリンクしております。

精神科医のためのインターネット利用ガイド

第8回（最終回） 精神科医の自己研鑽

仙波　純一*

はじめに

　ただ診察机の前に座っていても，日常臨床で新しい情報は入ってこない。製薬会社から送られてくる情報誌やパンフレット，MRによる口コミではどうしても偏りが出てきてしまう。そこで，こちらから情報を積極的に取り入れるようにしなければ，精神科医の自己研鑽としては不十分である。インターネットを利用するとはいっても，情報源となる多くのホームページ（HP）に定期的にアクセスするというのは，よほど特別な興味でもない限り難しい。しかし，メールサービスをいくつかの情報源のHPから登録し，メールで定期的に情報を送ってもらうこともできる。その中から自分にとって有用そうな情報を選別していけばよいのである。このようなメールサービスは製薬会社が行っていたり，医療情報を幅広く取り扱う企業が行っていたりする。主催する企業の性格を考慮しつつ，内容の多少の偏りを想定した上で上手に利用していけばよいであろう。

　さて，わが国でも精神科の専門医制度が始まり，現在専門医の獲得や資格の維持のために，学会や講演会などへの参加が求められている。ポイント制となり，出欠もきちんと取ることが多いようである。海外における専門医制度では資格維持のための条件はわが国よりも厳しい。米国ではcontinuing medical education（CME）と呼ぶ制度があり，医師への生涯教育が図られている。必ずしも学会や教育講演などに参加しなくても，自宅にいてインターネットや雑誌の記事を読むことにより得点を重ねることもできるようである。ここでの情報はあまり特定の製薬会社や特定の勢力による意見に染まっていないので，日本にいるわれわれもアメリカにおけるCMEを利用させてもらうことができる。

1. 送られてくるメールから情報を得る

　メールサービスに入ると，定期的にいろいろな情報を含んだメールが送られてくる。製薬会社のメールサービスからは，自社製品が適応とする疾患について様々な情報が送られてくる。当然自社の製品の広告の一環であり，好ましくない情報まで積極的に取り上げることはないが，それでも重大な副作用が海外などで報告されたときにはきちんと通知されるようである。専門家が作ったメールなので，レイアウトなどが工夫されていて読みやすい。興味ある部分をクリックすると，HP上の箇所に飛んでいく。もちろん，メールサービスでなく，HPそのものにアクセスしても同様の情報を得ることはできる。しかし，継続的に新しいメールで内容を紹介してくれる方が利用しやすいことは事実である。表1に精神科関係の薬品を多く販売している製薬会社のうち，医師向けで内容の充実したHPのアドレスをまとめた。ここからメールサービスを申し込むことができる。ただし，あまり多くの製薬会社のメールサービスに加入すると，送られてくるメールが多すぎて，結局読まないままになりがちという欠点もある。

　私企業ではあるが，医師向けに医療情報を提供するいくつかの会社がある。日経メディカル（http://medical.nikkeibp.co.jp/），m3.COM（http://www.m3.com/），ケアネット・ドットコム（http://www.carenet.com）などが有名である。毎日な

---

*さいたま市立病院総合心療科
〔〒336-8522　埼玉県さいたま市緑区三室2460〕
Jun'ichi Semba, M.D., Ph.D.: Department of Psychiatry, Saitama City Hospital. 2460 Mimuro, Midori-ku, Saitama-shi, Saitama, 336-8522 Japan.

いし隔日くらいのペースでメールが送られてくる。精神科専門というわけではないので，話題については一般の精神科医にとっては興味のあるものが多いとはいえない。各々の情報記事ごとに，その内容について掲示板で意見や感想を投稿できるようになっていることもある。それを眺めていると，精神科固有と思われるような問題に，他科の医師から投稿されることもあり，精神科医が他科の医師からどのように見られているかがわかる。ただし，いずれも情報のソースは新聞社からの記事であることが多く，読んだだけでは事情がよくわからないという限界がある。その点で，日経メディカルはオリジナルな記事が多く，医療制度や医療事故の話題，ブログの記事など情報は多彩で臨床医にとって有用なものが多い。

国際誌に発表される論文は数が莫大なので，よほど特定の分野に興味でもない限り，定期的に刊行される医学雑誌の目次をすべて眺めることは不可能である（第3回参照）。その点，重要な論文を紹介してくれるメールサービスは大変に助かる（表2）。m3.com の HP（http://www.m3.com/）にある「専門医療ニュース」では MedScape Medical News で紹介された論文が選ばれ，内容に関するコメントが日本語へ翻訳されて掲載されている。ロイター中枢神経系ニュース（http://www.kanematsu-rmn.jp/news/meiji/）も週2回ぐらいの割合で数件ずつ日本語に抄録が訳された論文を紹介している（この情報源である Reuters Health（http://www.reutershealth.com））への登録は有料である。残念であるが，本文を読みたい場合は，無料でアクセスできる雑誌を除いて，自分で手に入れなければならない（入手の仕方は第2回と第4回を参照）。日本の製薬会社などが主催するHPからのメールサービスでも，注目すべき論文が紹介されていることもある。

米国の CME 制度の下で，細かなメールサービスで最新医学論文などを紹介してくれるのが，MEDFAIR.COM（http://www.medfair.com/），Medscape CME Alert（http://cme.medscape.com/cme から登録），CME Outfitters（http://www.cmeoutfitters.com/）などである（表3）。それぞれのHPから登録すれば，週に2，3回の割合で

表1　精神科関連の薬物を扱っている主な製薬会社のHP

Astellas Medical Net（アステラス製薬による登録制の情報サイト，Astellasのサイトから登録，統合失調症，うつ病・不安，睡眠障害などについての資料が充実している）
　　https://med.astellas.jp/login.cfm
Consonance（大日本住友製薬）
　　http://ds-pharma.jp/medical/gakujutsu/consonance/
CNetS（ヤンセンファーマによるサイト。精神薬理学についての情報多数）
　　http://cnets.janssen.co.jp/inforest/cnets/
CNS Navigator（ファイザー）
　　http://cns.pfizer.co.jp/
e-ラポール（吉富薬品による精神科医療についての総合的情報サイト。医療行政の情報も充実している）
　　http://www.e-rapport.jp/
FLVWEB.COM（ソルベイ製薬による fluvoxamine についてのHP）
　　http://www.flvweb.com/
Paxil.jp（グラクソ・スミスクラインの提供になるうつ病と不安障害の情報サイト）
　　http://www.paxil.jp/expert/
SAD NET（アステラス製薬による社会不安障害についての医師向けの情報サイト）
　　http://www.sad-net.jp/
Suimin.net（田辺三菱製薬と吉富薬品による睡眠障害と睡眠薬についてのHP）
　　http://www.suimin.net/
Zyprexa.jp（イーライリリー社による olanzapine についてのHP）
　　https://www.zyprexa.jp
うつばんネット（持田製薬によるうつ病の情報サイト）
　　http://www.utuban.net/medical
過眠症ランド（アルフレッサ ファーマ）
　　http://www.kaminsho.com/
認知症を知るホームページ www.e-65.net（エーザイとファイザーによる）
　　http://www.e-65.net/index.html
大塚製薬（統合失調症について医学的な基礎から社会資源まで情報が充実している。ストリーミングあり）
　　http://www.otsuka.co.jp/medical/nerve.php

メールが送られてくる。注目すべき論文の表題と2，3行にまとめられた内容紹介があるので，一目で自分の興味ある論文であるかどうかがわかる。生涯教育に限定されず，医療問題なども含んだメールサービスもある（表2）。米国内の医療

表2 最新の注目すべき文献やニュースを紹介してくれるメールサービスの登録HP

[日本語]
Medical Tribune：http://mtpro.medical-tribune.co.jp/
m3.com：http://www.m3.com/
　（広く知られた医療者向けのサイト。ニュースは新聞社からの提供。「専門医療ニュース」ではMedScape Medical Newsで紹介された論文へのコメントが日本語へ翻訳されて掲載されている）
PsychiatryMatters.jp：http://www.psychiatrymatters.jp/
　（日本オルガノンの提供によるもの。メールサービスもある。http://www.psychiatrymatters.com/は英文）
ケアネット・ドットコムCareNet.com：http://www.carenet.com
　（ニュースは新聞社からの提供）
日経メディカル：http://medical.nikkeibp.co.jp/
　（いわずとしれた巨大な医療者向けのサイト。ニュースなどはすべて日経のオリジナル）
ロイター通信による中枢神経薬物についてのニュース
　（明治製菓のHP経由。http://www.kanematsu-rmn.jp/news/meiji/）

[英語]
Doctor's Guide：http://www.docguide.com
　（Doctor's Guide Publishing Limited社による情報サイト。登録が必要。メールサービスもある。頻繁にメールが送られ，紹介される件数はかなりの量がある。一般的に重要と考えられる論文はまずここで紹介されると見てよいであろう）
Journal Watch：http://www.jwatch.org/から登録すると，Psychiatry, Depression/Anxiety, Substance Abuseなどの分野ごとにメールが送られてくる。
MedScape Psychiatry & Mental Health：http://www.medscape.com/psychiatryから登録するとMedScape Psychiatry NewsやMedScape CMEなどが送られてくる。
Medwire news：http://www.medwire-news.mdからE-Alertsを登録する。論文だけでなくいろいろなニュースも含み内容はかなり豊富である。
PsychCentral：http://www.psychcentral.comから登録すると，Newsletterが毎週送られてくる。HPも充実している。内容は学術的というよりやや一般向けである。
Psychiatry24x7.com：http://www.psychiatry24x7.com
　（Janssen-Cilag社の提供によるもの。メールサービスもある）

問題は直接わが国とは関係がないが，他国の情報も時には役立つかもしれない。

2. インターネットのストリーミング（動画配信）で講義を視聴する

インターネットによるストリーミング（インターネット・ムービーとかWebCastなどと呼ばれる音声や動画の配信技術）でエキスパートの講義を用意しているHPがある。主に製薬会社のHPではあるが，自社製品をテーマにしながらも，必ずしも宣伝ばかりとはいえないものもある。インターネットで公開されているということもあり，対象はプライマリーケア医向けであることが多いが，専門医が見ても十分に役に立つ内容のこともある。学会などでのランチョンセミナーがそのまま流されるときもある。学会に参加せずに，特別講演を聞くことができる。このときには，同時に提示されたスライドが大きく表示されるので，HP上の小さな画面ではあるものの，講義についてくのはたやすい。ただし，1時間程度の長いものが多く，パソコンの画面をずっと眺めていくのはつらいところがある。しかし，途中で自由に止めることもできるのはインターネットによるストリーミングの利点でもある。

英語による講義でもよければ，米国や英国の医師生涯教育のシステムを間借りすることもでき

表3　自己研鑽のためのHP

CME Outfitters：http://www.cmeoutfitters.com/
　（登録すると最新情報を含んだメールが配信される）
MEDFAIR.COM：http://www.medfair.com/
　（このHPからストリーミングで講義が試聴できる。また，登録するとJCP-E-Lertと呼ばれるメールが送られる。新しく作成された講義の案内だけでなく，"Case & Comment"と呼ばれる症例を基にした質問形式の講義などもある。英語であることを除けば，自己学習のための資料は充実している）
Medscape CME：http://cme.medscape.com/cme
American Psychiatric Associationの年会でのシンポジウム
　（http://www.sessions2view.com/apa_library/から"2008APA Annual Meeting Online"に入ると，スポンサーのついたシンポジウムはAPAの会員でなくても無料で試聴できる）

る。その一つとして，何度も紹介しているが，CME Instituteが運営するMEDFAIR.COM（http://www.medfair.com/）を紹介しよう。HPはバーチャルな学会場となっており，ポスター会場や講演会場に分かれている。案内係がSebastianと称する人物である。登録すると講義や資料を閲覧できる。ストリーミングによる講義は，米国のオピニオンリーダーによるもので，さすがにこなれたものが多く，聞き応えがある。画面はほとんどスライドに沿って行われるので（反対に演者の動きなどは出てこない），英語が多少聞き取れなくても，スライドの文字を追っていけば十分理解はできる。講義も長いもので25分くらい，短ければ15分くらいで終わるので，それほどくたびれない。もちろん，講義の途中で止めることもできる。CME Outfitters（http://www.cmeoutfitters.com/）も同様の活動をしている。

英国でも米国のCMEと同様の制度がある。Royal College of Psychiatrists内にCPD Online（http://www.psychiatrycpd.co.uk/）のHPがある。ただし，ここは登録制で有料である。一部無料で試聴できるものもある。ついでに述べると，医師会でも短波放送（ラジオNIKKEI「医学講座」http://medical.radionikkei.jp）やテレビ東京（「話題の医学」）で医学講座を企画している。日本医師会のインターネット生涯教育講座はアステラス製薬の提供で行われており，Astellas Medical Net（https://med.astellas.jp/login.cfm）から入っていく必要がある。一部精神科関連のものがある。

　おわりに
　本連載はこれで終了である。インターネット内の情報は無限に近いくらい存在していて，各人の知って活用している範囲は意外に狭いものである。今回4人で執筆しても，お互いに知らないことが多く，執筆者間でも大いに驚いた次第である。本連載をきっかけにして少しでもインターネットの情報を診療・研究・自己学習に活用していただけるようになれば幸いである。

　編集部より：今回紹介したサイトの一部は星和書店ホームページからもリンクしています。

◇編者

仙波　純一	（せんば　じゅんいち）	さいたま市立病院総合心療科
小原　圭司	（こばら　けいじ）	日本精神神経学会英文誌編集事務局

◇執筆者（五十音順）

加藤　温	（かとう　おん）	(旧)関東医療少年院，(現)国立国際医療センター戸山病院精神科
小原　圭司	（こばら　けいじ）	日本精神神経学会英文誌編集事務局
仙波　純一	（せんば　じゅんいち）	さいたま市立病院総合心療科
福田　倫明	（ふくだ　りんめい）	東京大学学生相談ネットワーク本部精神保健支援室

精神科医のためのインターネット利用ガイド

2009年1月30日　初版第1刷発行

編　者　仙波純一，小原圭司
発行者　石澤雄司
発行所　株式会社 星和書店
　　　　東京都杉並区上高井戸1-2-5　〒168-0074
　　　　電話 03(3329)0031(営業部)　03(3329)0033(編集部)
　　　　FAX 03(5374)7186

©2009　星和書店　　　Printed in Japan　　　ISBN 978-4-7911-0694-3

月刊 精神科治療学

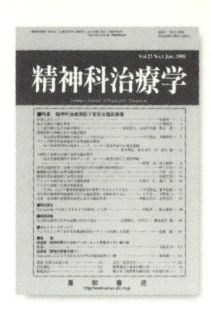

B5判・毎月19日発行
本体価格 2,880円
2009年 年間購読料（増刊号含）本体価格 40,460円

わが国の精神医学のなかで、理論と臨床実践とを繋ぐ場として、「治療」を中心に見据えた最新の情報を的確に読者に伝えます。研究発表の場としても最適。
詳細は、小社ホームページ http://www.seiwa-pb.co.jp をご覧ください。

★バックナンバー／各号特集 （22巻以前のバックナンバーは、小社ホームページをご覧ください）

24巻（2009年）
- 1号　改めてうつ病中核群を問う
- 2号　夜，寝ている時に起こる異常行動

23巻（2008年）
- 1号　精神科治療過程で有用な臨床検査
- 2号　アスペルガー症候群と統合失調症辺縁群
- 3号　完全寛解に至らないうつ病とパニック障害
　　　―あと一押しの治療的工夫―Ⅰ
- 4号　完全寛解に至らないうつ病とパニック障害
　　　―あと一押しの治療的工夫―Ⅱ
- 5号　インターネットを利用した精神医療
- 6号　元々どういう人だったの？
　　　―生活史とパーソナリティへの着目―
- 7号　「軽いうつ」「軽い躁」―どう対応するか―Ⅰ
- 8号　「軽いうつ」「軽い躁」―どう対応するか―Ⅱ
- 9号　精神科における専門外来の試み
　　　―新たな展開とその今日的意義―
- 10号　若年事例の親への支援
- 11号　新しい地域ネットワークにおける精神科医療Ⅰ
- 12号　新しい地域ネットワークにおける精神科医療Ⅱ

〈第23巻増刊号〉
児童・青年期の精神障害治療ガイドライン 新訂版　B5判　400頁　本体価格 5,900円
児童精神科のみならず、一般精神科や教育・福祉領域においても必ず役立つ一冊。

22巻（2007年）
- 1号　今日の仕事・職場への精神科医の関わりⅠ
- 2号　今日の仕事・職場への精神科医の関わりⅡ
- 3号　いま「解離の臨床」を考えるⅠ
- 4号　いま「解離の臨床」を考えるⅡ
- 5号　強迫の診立てと治療Ⅰ
- 6号　強迫の診立てと治療Ⅱ
- 7号　精神科疾患との関係が問題となる身体科病名
- 8号　せん妄の診断と治療に関する新しい知見Ⅰ
- 9号　せん妄の診断と治療に関する新しい知見Ⅱ
- 10号　精神科臨床における性機能の問題Ⅰ
- 11号　精神科臨床における性機能の問題Ⅱ
- 12号　4大認知症疾患の臨床

〈第22巻増刊号〉
精神科治療薬の副作用：予防・早期発見・治療ガイドライン　B5判　308頁　本体価格 5,900円
精神科治療薬の副作用についての最新情報を網羅する充実の内容。

発行：星和書店　http://www.seiwa-pb.co.jp　※価格は本体（税別）です。

月刊 臨床精神薬理

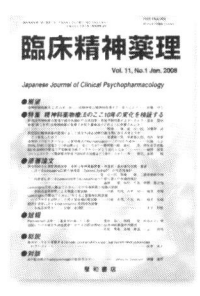

B5判・毎月10日発行
本体価格 2,900円
2009年 年間購読料 本体価格 34,800円

精神科薬物治療の専門誌。毎号の斬新な特集、精神科薬物治療の現状・進歩、新薬の開発状況、海外の動向等、最新情報を提供。
詳細は、小社ホームページ http://www.seiwa-pb.co.jp をご覧ください。

★バックナンバー／各号特集 （9巻以前のバックナンバーは、小社ホームページをご覧ください）

12巻（2009年）
- 1号 向精神薬の効果・副作用の予測因子
- 2号 抗うつ薬治療における増強療法と併用療法

11巻（2008年）
- 1号 精神科薬物療法のここ10年の変化を検証する
- 2号 攻撃性・暴力と向精神薬をめぐる問題
- 3号 寛解をめざしたうつ病治療
- 4号 AD/HDに対する薬物療法のエビデンス
- 5号 Blonanserinへの期待
- 6号 抗精神病薬の歴史的動向
- 7号 最強のエビデンスを目指して―今後の臨床試験への提言
- 8号 ドパミン再考
- 9号 精神科薬物治療とアドヒアランス
- 10号 新規抗うつ薬の課題
- 11号 今までの概念を越えた新世代向精神薬の可能性
- 12号 Resilience（回復力）の視点からうつ病治療を見直す

10巻（2007年）
- 1号 第二世代抗精神病薬による治療目標の変化
- 2号 痛みに対する精神科薬物療法
- 3号 メタボリック・シンドロームと精神科薬物療法
- 4号 抗てんかん薬による治療―新たな動向と展望／新規抗てんかん薬 gabapentin
- 5号 医療観察法と薬物治療
- 6号 日常臨床とエビデンスのギャップを探る
- 7号 統合失調症の認知機能障害／精神疾患におけるシグマ受容体の役割
- 8号 オーダーメイド医療の時代は来るか―臨床薬理遺伝学の現状と課題―
- 9号 新規抗精神病薬の使い分け
- 10号 うつ病薬物療法のすべて
- 11号 期待される新規作用機序の精神科治療薬
- 12号 双極性障害の薬物療法

9巻（2006年）
- 1号 臨床治験の現状と課題
- 2号 Aripiprazoleのすべて
- 3号 抗精神病薬の現在―作用機序・効果・副作用
- 4号 抗うつ薬の用量―その決め方と変え方
- 5号 抗精神病薬のスイッチング
- 6号 再発予防と精神科薬物療法
- 7号 スーパー救急における新たな展開と薬物治療
- 8号 自殺防止を目指した薬物療法
- 9号 精神科薬物療法の限界―そのときどうするか／新規抗うつ薬sertraline
- 10号 不眠症薬物療法の問題点とその対策
- 11号 多剤・大量療法からの脱却に向けて―第二世代抗精神病薬単剤治療のメリット（青葉先生追悼号）
- 12号 抗不安薬の現在

発行：星和書店　http://www.seiwa-pb.co.jp　　※価格は本体（税別）です。

季刊 精神科臨床サービス

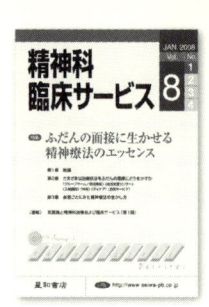

B5判・季刊 1、4、7、10月発行
本体価格 2,200円　4巻より価格改定
2009年 年間購読料　本体価格 8,800円

臨床現場で知りたいこと、行いたいこと、スタッフに学んでもらいたいこと等、基本を踏まえ、日常の臨床に役立つ実践的な知識・情報を読者に伝えていく。
詳細は、小社ホームページ http://www.seiwa-pb.co.jp をご覧ください。

★バックナンバー／各号特集（3巻以前のバックナンバーは、小社ホームページをご覧ください）

9巻（2009年）
1号　現場で働くなかで専門家として成長する

8巻（2008年）
1号　ふだんの面接に生かせる精神療法のエッセンス
2号　ライフステージに応じたサービスを考える
3号　見通しをもつことで深まる精神科臨床サービス
4号　社会資源を使いこなす

7巻（2007年）
1号　学校における精神科臨床サービス
2号　〈失敗学〉から学ぶ精神科臨床サービス
3号　新しい時代の精神科デイケア
4号　多職種チーム──私たちチームはどうすればうまく協力できるか

6巻（2006年）
1号　職場に戻るためのメンタルヘルス
2号　精神科臨床サービスの実践をどうまとめるか
3号　面接の上達法
4号　障害者自立支援法をどう使いこなすか

5巻（2005年）
1号　新人に何を教えるか、どう教えるか
2号　精神科臨床サービスの質を高めるための評価と工夫
3号　精神科臨床サービスの質を高めるために「してはいけないこと」
4号　精神科臨床サービスにおける上手な説明の進め方

4巻（2004年）
1号　これだけは知っておきたい─エンパワメント：当事者が力を発揮するのをどう援助するか（Ⅱ）
2号　これだけは知っておきたい─家族の力をどう生かすか
3号　生活の質を高める─障害への援助技法
4号　地域で実践できる危機予防と危機介入

3巻（2003年）
1号　これだけは知っておきたい　心理社会的介入の導入と実際
2号　これだけは知っておきたい　さまざまな場面での集団の生かし方
3号　これだけは知っておきたい　集団精神療法の基本と技法
4号　これだけは知っておきたい─エンパワメント：当事者が力を発揮するのをどう援助するか（Ⅰ）

発行：星和書店　http://www.seiwa-pb.co.jp　　※価格は本体（税別）です。